Skeletal Development of the Hand and Wrist: A Radiographic Atlas and Digital Bone Age Companion

手腕部骨骼发育放射学图谱和数字化骨龄助手

原　著　Cree M. Gaskin · S. Lowell Kahn · J. Christopher Bertozzi · Paul M. Bunch

主　译　潘　慧　王凤丹　杜函泽

译　者（按姓名汉语拼音排序）

班　博（济宁医学院附属医院）
陈　适（中国医学科学院北京协和医院）
程晓光（首都医科大学附属北京积水潭医院）
次旦旺久（西藏自治区人民医院）
杜函泽（中国医学科学院北京协和医院）
杜红伟（吉林大学白求恩第一医院）
段　炼（中国医学科学院北京协和医院）
姜宏卫（河南科技大学第一附属医院）
姜　悦（中国医学科学院北京协和医院）
刘琪星（中国医学科学院北京协和医院）
马慧娟（河北医科大学第一医院）
潘　慧（中国医学科学院北京协和医院）
宋帅华（中国医学科学院北京协和医院）
孙倩倩（邢台市第九医院）
王凤丹（中国医学科学院北京协和医院）
王林杰（中国医学科学院北京协和医院）
阳洪波（中国医学科学院北京协和医院）
杨　筱（中国医学科学院北京协和医院）
张沥元（中国医学科学院北京协和医院）
张　梅（济宁医学院附属医院）
朱惠娟（中国医学科学院北京协和医院）

北京大学医学出版社

SHOUWANBU GUGE FAYU FANGSHEXUE TUPU HE SHUZIHUA GULING ZHUSHOU

图书在版编目（CIP）数据

手腕部骨骼发育放射学图谱和数字化骨龄助手 /（美）克里·加斯金（Cree M. Gaskin）等原著；潘慧，王凤丹，杜函泽主译. -- 北京：北京大学医学出版社，2025. 5. -- ISBN 978-7-5659-3389-9

Ⅰ. R816.8-64

中国国家版本馆 CIP 数据核字第 2025CN6718 号

北京市版权局著作权合同登记号：图字：01-2024-5740

原著：Skeletal Development of the Hand and Wrist：A Radiographic Atlas and Digital Bone Age Companion © 2011 by Oxford University Press，Inc.

手腕部骨骼发育放射学图谱和数字化骨龄助手

主　　译： 潘　慧　王凤丹　杜函泽
出版发行： 北京大学医学出版社
地　　址：（100191）北京市海淀区学院路 38 号　北京大学医学部院内
电　　话： 发行部 010-82802230；图书邮购 010-82802495
网　　址： http://www.pumpress.com.cn
E-mail： booksale@bjmu.edu.cn
印　　刷： 北京信彩瑞禾印刷厂
经　　销： 新华书店
责任编辑： 赵　欣　　**责任校对：** 靳新强　　**责任印制：** 李　啸
开　　本： 850 mm×1168 mm　1/16　　**印张：** 9　　**字数：** 254 千字
版　　次： 2025 年 5 月第 1 版　2025 年 5 月第 1 次印刷
书　　号： ISBN 978-7-5659-3389-9
定　　价： 68.00 元

主译前言

在当今医学影像和临床诊断日益重要的背景下，骨龄作为评估儿童生长发育的重要工具，愈发受到重视。骨龄不仅被广泛用于预测儿童身高及女孩初潮年龄、诊断和随访生长发育提前或延迟相关疾病，还用于运动员选材及法医学量刑。本书旨在为临床医生、放射科医生以及相关研究人员提供系统、全面的骨骼发育图谱。作为本书的主译，我深感此工作的意义与责任重大。

Greulich-Pyle（以下简称 GP）图谱基于 1931—1942 年数千名高加索儿童定期随访的左手腕 X 线片，这些儿童来自美国俄亥俄州克利夫兰的中上层家庭。GP 工作组对这些 X 线片进行仔细的分析、对比、分组，总结了各年龄段的骨龄成熟标志。该图谱于 1950 年初版，1959 年再版，时至今日仍是全世界使用最广泛的骨龄判读依据。由于遗传、种族、营养、气候、社会经济等多种因素都会对儿童的生长发育及骨龄产生影响，中国学者一直致力于制定本土化的骨龄标准。作为儿童生长发育的里程碑性工作，GP 图谱给我们提供了制定骨龄标准的重要依据和参考。

牛津大学出版社 2011 年出版的《手腕部骨骼发育放射学图谱和数字化骨龄助手》以 GP 图谱为基础，从放射影像学的视角，结合数字技术的应用，详细呈现了儿童手腕部骨骼的生长与发育过程。这些丰富的骨龄片由弗吉尼亚大学的专家学者精心挑选，以更好地展示骨骼成熟标志，便于读者快速参考。骨龄片上简洁的注释取代了 GP 图谱冗长的文本，同时突出了重要而微妙的特征，因而能使读者更快、更清晰地识别成熟标志，并能鉴别表面上看起来很相似的图像。本书中所涉及的图像和解剖细节，既有助于医学专业人士理解正常与异常的骨骼发育模式，也为骨龄评估提供了实用的参考依据。

想要理解人工智能在骨龄评估领域的应用和研究进展，深入了解各骨龄评估方法的内核是基石。翻译此书不仅是对原著作者辛勤研究的再现，更是希望能够让更多的中文读者受益于这一领域的前沿知识。我们希望，通过本书的传播，能促进骨龄评估在临床中的应用，提升医疗工作者在儿童生长发育方面的认识与判断能力。

在此，我要特别感谢原著作者弗吉尼亚大学 Cree M. Gaskin 教授，他亲自指导了本书的翻译，与译者多次讨论，对准确传达骨性标志的内涵提供了非常重要的指导。衷心感谢所有参与本书撰写与出版的专家学者，以及支持与帮助我的同事们。希望本书能够成为您在临床实践和研究中的有力工具。

潘　慧

原著致谢

在过去的 3 年中，我们一直致力于本图谱的撰写。许多人为此付出了巨大努力。它也蕴含了所有参与者为了本书质量所付出的不懈追求。如果没有这种程度的努力奉献，就不会有本图谱的诞生。

特别感谢弗吉尼亚大学的 Talissa Altes 医生、Joan McIlhenny 医生和 Bennett Alford 医生，他们确保了这项工作遵循儿童骨龄解读的最高标准。

最后，我们还要感谢辛辛那提儿童医院医学中心的 Alex Towbin 医生、杜克大学医学中心的 Ana Gaca 医生和得克萨斯儿童医院的 George Bissett 医生，他们提供了各自中心骨龄解读的相关信息。

谢谢！

Cree M. Gaskin，MD

S. Lowell Kahn，MD，MBA

J. Christopher Bertozzi，MD

Paul M. Bunch，MD

原著前言

对骨骼成熟度的评估是诊断和治疗儿童生长障碍性疾病的重要组成部分。正确、合理地解读骨龄非常重要，其原因如下：对有生长障碍的儿童，可以根据骨龄片来估算成年终身高。如果需要使用激素治疗，合理的骨龄判读对于决定激素起始治疗年龄和疗程有重要的参考意义。此外，如脊柱侧弯和下肢不等长等情况需要骨科干预时，骨龄结果有助于确定干预时机。

尽管放射医学取得了巨大的技术进步，但普通 X 线片仍是骨龄评估的首选检查方法。骨龄检查在研究型医院和私立医院中应用广泛，但毫无疑问的是，将评估成熟过程中手 X 线片的细微变化与参考标准进行比较，进行人工计算以评估手 X 线片是否是适龄的骨龄，是极为耗费时间的。

Greulich 和 Pyle 于 1959 年出版的《手腕部骨骼发育放射学图谱》第 2 版，长期以来一直是美国大多数从业者进行骨龄解读的首选参考书。该书包含了女孩 0～18 岁和男孩 0～19 岁的左手 X 线片的参考标准图谱。它还包括对每张图像细微变化的详细描述，以及相应标准差值的参考图表。

他们的标准和数据来源于 20 多年的工作积累。该工作始于 Brush 基金会资助的人类生长和发育研究项目，起初十余年由 T. Wingate Todd 教授组织和领导。Greulich 和 Pyle 标准图像是许多专家学者多年艰苦工作的结果，他们研究了数千名儿童定期随访的手 X 线片。除此以外，他们还在应用该图谱分析了数百名儿童的手 X 线片后，为其建立了基于年龄的标准差。该图谱已持续广泛应用 50 多年，部分原因是再次替换标准图谱并计算标准差的工作极为困难。虽然有其他的骨龄判读方法，但通常由于阅片者之间变异较大，或者解读骨龄过程极为繁琐，目前在美国未得到广泛应用。

尽管 Greulich 和 Pyle 图谱本身存在极高的临床应用价值，但在基于 PACS 的检查量较大的研究型医院和私立医院使用起来依然较为麻烦。例如影像科医师在黑暗的阅片室中需要快速查看图像和文本，然后通过手动计算骨龄是极为繁琐的。因此，我们的目标是使 Greulich 和 Pyle 法儿童骨龄解读实现现代化，以适应当代的执业需求。

这本印刷版图谱所包含的更新后的图像，是我们从弗吉尼亚大学PACS中的数千张候选图像中挑选出来的。挑选过程十分繁复，分几个阶段完成。图像首先由儿科放射学亚专业的放射科医生进行骨龄的临床解读。其次，骨骼肌肉亚专业的放射科医生对图像进行严格的多轮筛选，并进行逐一比较。在这个过程中，我们寻找了与Greulich和Pyle标准图像和标注文字的发育细节X线片紧密匹配的图像。随后，选定的图像经过Photoshop™的专业编辑，以确保每张图像上的每个年龄阶段的骨龄发育特征与第2版Greulich和Pyle骨龄图谱的公认参考标准相匹配。因此，本书旨在捕捉标准图像的主要特征的同时，又涵盖了细节，是一本标准严苛的高质量的骨龄X线标准图谱。

本书标准图谱中个别骨骼相对于Greulich和Pyle图谱，偶尔故意设置为稍有提前或者落后。这些有意显示出来的骨骼发育差异实际上有助于读者了解骨龄的变化规律，因为Greulich和Pyle图谱的局限性之一是标准图谱中未标识出个别骨骼发育明显延迟或提前于给定标准的整体年龄。例如在Greulich和Pyle图谱中，男性标准图谱#11显示的是3岁6个月（42个月）标准，但该图谱中第2中节指骨骨龄约为36个月，而月骨骨龄为54个月。严格审校每一张标准骨龄图谱，并将每块骨骼的骨龄用文字描述出来是一项极为艰巨的任务，也常常被作者忽略。然而如果只比较患者的手X线片与标准骨龄图谱，而不与文字描述进行关联，可能会导致骨龄的误判。本图谱替作者完成了这项工作，即编辑标准骨龄图谱，以使每块骨与对应的年龄更一致。为与Greulich和Pyle标准图谱保留一些必要的相似性，我们在本图谱中也偶尔保留了一些稍微提前或延迟的骨骼。尽管如此，我们在注释图像上也标注了这些情况，以帮助读者。

Greulich和Pyle图谱包含了精彩的描述性文字，有助于根据各种细微差别区分相近年龄的标准图谱。然而它的一个局限性是将这些文字信息印刷在骨龄图谱页的反面，使用起来有些繁琐。因此完成临床工作时，这些描述性文字经常被忽略。此印刷版图谱将包含注释信息的标注图谱与无文字描述的图像相对，突出显示可以用来区分表面上看起来相似且标准的重要的细微特征。我们希望这种印刷排版方式可以鼓励读者使用这些信息，以便更快、更准确、更具教学意义地进行骨龄解读。

这本印刷版图谱与数字化骨龄助手（digital bone age companion，DBAC）同步发行，可销售给研究者个人用户或组织机构。数字化骨龄助手（DBAC）是一个独立的Windows™应用程序，内含图像图谱，记录了男性和女性的手腕部骨骼发育。该数字格式软件提供了额外的功能，进一步优化了对骨龄的解读。用户可以轻松放大细微的图像特征，根据他们的喜好设置窗宽和窗位，对一些看起来与邻近骨龄均相似的案例可以并排比较 2 ～ 3 个相近骨龄的标准图谱。用户还可以通过灵活的骨龄计算器避免繁琐的手动计算，获得自动化和更可靠的数字化结果。低年资学员将能够在无上级医师监督指导下快速准确地解读骨龄，主治医师则可能发现审核住院医师报告变得更加轻松和准确。所有用户都可以通过使用内置的报告生成器进一步加快他们的工作流程，无须转换数据，甚至可以完全避免口述。数字化格式可与放射科信息系统（radiology information system，RIS）集成使用，例如 Radiant（EpicCare 的 RIS，Epic 系统的电子健康记录）。集成进一步优化了工作流程，加快流程的同时减少了用户人为导致的错误发生。

鉴于儿童骨龄的广泛应用，本图谱不仅适用于有执照的放射科医生和处于培训阶段的放射科医生，也适用于所有在临床工作中需要使用骨龄检查的医生。我们在自己的机构使用该图谱，发现它同时具备临床实用性和学术性，希望其在未来的临床工作中对您有所帮助。

Cree M. Gaskin，MD

S. Lowell Kahn，MD，MBA

原著作者

Cree M. Gaskin, MD
Associate Professor of Radiology and Orthopaedic Surgery
Vice-Chair, Informatics
Fellowship Director, Musculoskeletal Radiology Fellowship
Director, Musculoskeletal MRI
University of Virginia Health Sciences Center
Charlottesville, Virginia

S. Lowell Kahn, MD, MBA
Interventional Radiologist
Palm Beach Radiology Professionals
JFK Medical Center
West Palm Beach, Florida

J. Christopher Bertozzi, MD
Clinical Instructor
Musculoskeletal Radiology
University of Virginia Health Sciences Center
Charlottesville, Virginia

Paul M. Bunch, MD
Musculoskeletal Radiology
University of Virginia Health Sciences Center
Charlottesville, Virginia

目　录

骨龄评估

背景介绍

骨龄评估已被广泛应用于学术研究和临床实践。准确评估骨龄对于儿童患者的诊疗具有重要的医学价值。目前已有多种骨龄评估方法，但最为广泛接受和使用的是 Greulich 和 Pyle 提出的方法。这在很大程度上得益于他们参考标准背后的大量数据和严谨的研究工作。

Greulich 和 Pyle 的方法基于超过二十年的影像数据收集，这项工作始于 T. Wingate Todd 教授领导的 Brush 人类生长与发育研究基金会（以下简称 Brush 基金会）。Greulich 和 Pyle 通过审阅大量影像资料，确定了各年龄段儿童最准确的骨龄参考标准和相应的标准差。然而，有人批评 Greulich 和 Pyle 的图谱，认为尽管 Brush 基金会的样本量较大，但其数据在广泛应用上存在一定的局限性，因为所有纳入的儿童均为健康、营养良好的高加索人。

作为替代，哈佛大学公共卫生学院母婴健康部门的 Harold C. Stuart 博士收集了 Stuart 数据。该数据来源于居住在波士顿的更加多样化的儿童群体，其中许多儿童来自比 Brush 基金会研究对象更贫困的社会经济群体，可能具有更好的普适性。不过也有人认为，20 世纪 30—40 年代生活条件优越的儿童更符合当今的健康营养标准。因此，本书中包含了 Brush 数据和 Stuart 数据的对比。根据对一些临床中心的非正式调查，我们认为 Brush 数据在临床中应用更为广泛。

骨龄评估的另一个复杂因素是没有统一的计算标准。在撰写本书的过程中，我们发现不同机构之间确定骨龄标准差的方法以及是否对实际年龄进行修正有很大差异，有时甚至在同一机构内部也存在不同的处理方式。这些差异将在后文详细介绍。幸运的是，无论使用 Brush 数据还是 Stuart 数据，无论采用哪种计算方法，这些差异都不会对大多数患儿的临床管理产生显著影响。

手动骨龄评估的步骤

1. **选择与患儿最为匹配的标准图像以确定预估骨龄**：仔细对照与患儿相同性别的标准图像。按照惯例，左手的后前位 X 线片被用于骨龄评估。为了加快评估速度，首先对照最接近患儿日历年龄的标准图像，再比较骨龄偏大或偏小的标准图像，直至找到与患儿的 X 线片最为相似的标准图像。
   a. **提示**：根据左手 X 线片标准图像的注释选择合适的参考。
   b. **提示**：通常很难找到与患儿影像完全匹配的标准图像。手的发育具有个体化差异，不同患儿的骨骼发育速度不同。应优先考虑指骨特征的变化，而不是腕骨，因为腕骨发育的变异性更大。如果一张标准图像更接近患儿的指骨特征，而另一张更接近腕骨，应该优先考虑与指骨相似度更高的标准图像。
   c. **提示**：通常应选择最接近患儿影像的标准图像，该标准图像的骨龄即被视为患儿的预估骨龄。然而，如果患儿影像的特征明显介于两张标准图像之间，建议以两张标准图像骨龄的中间值作为预估骨龄。例如，当患儿手部的发育介于骨龄 8 岁和 9 岁的标准图像之间时，可以使用 8 岁 6 个月作为预估骨龄。

2. **确定患儿的日历年龄**：日历年龄多数情况下可以通过患儿的检查申请单、影像存档与通信系统（picture archiving and communication systems，PACS）中的 DICOM 数据或放射科信息系统（radiology information system，RIS）直接获取。若无法直接获取，应注意需要使用患儿检查时的日历年龄，而不是当前的日历年龄（仅在检查日期与当前日期之间存在较大时间间隔时适用）。如果需要手动计算，日历年龄可以通过检查日期减去出生日期得到。
   a. **可选步骤**：在手动计算日历年龄时，一小部分放射科医生倾向于用人群的平均日历年龄与平均骨龄的差值修正患儿的日历年龄后，再根据 Brush 数据表和 Stuart 数据表确定患儿的骨龄标准差。例如，根据男孩的 Brush 数据表（表 1），日历年龄 10 岁的男孩群体的骨龄为 125.68 个月（四舍五入为 126 个月，或 10 岁 6 个月）。对于日历年龄 10 岁的男性患儿，一些放射科医生会在原日历年龄的基础上增加 6 个月作为修正，并用该修正后的日历年龄进行骨龄计算，而不是使用原日历年龄。另一些放射科医生则认为没有必要修正，直接使用患儿原本的日历年龄。还有些放射科医生认为修正是合理的步骤，但因操作繁琐而不在临床中使用，并且修正与否通常不会影响患儿发育状况的最终评估结果。对于想要进行这一可选步骤的医生，我们已经计算了修正值并将其添加到表格中以简化流程（见表 1 ～表 4 中的“可选的日历年龄修正值”）。

- **可选的日历年龄修正值公式：**
  - CA ＝患儿的日历年龄（chronological age）
  - ACA ＝修正后日历年龄（adjusted chronological age）
  - 修正值＝儿童群体的平均骨龄－儿童群体的日历年龄＝表 1 ～表 4 中的“可选的日历年龄修正值”
  - ACA ＝ CA＋修正值（修正值可能为正数或负数）
- **可选的日历年龄修正值的计算示例：**假设有一名 10 岁 1 个月（CA）的男孩，在表 1 中，10 岁男孩的修正值为 5.68 个月，四舍五入为 6 个月。

  ACA ＝ CA＋修正值＝ 10 岁 1 个月＋6 个月＝ 10 岁 7 个月

3. **确定合适的骨龄标准差：**骨龄标准差的确定基于患儿的日历年龄，而不是图谱中所选择的标准图像的骨龄（也不是修正后日历年龄）。骨龄标准差可通过查阅 Brush 数据表或 Stuart 数据表获得（表 1 ～表 4）。如前所述，Brush 数据是更为传统的，也是我们的机构所使用的数据，但有些机构可能更偏好使用 Stuart 数据。大多数患儿的日历年龄并不正好等于表中提供的分组年龄。因此，医生需要面临从多种方法中选择一种以确定标准差的情况。一些放射科医生将患儿的日历年龄向下取整为表中最接近的日历年龄，从而确定标准差。另一些放射科医生则将患儿的年龄四舍五入至表中最接近的日历年龄后再确定标准差。还有一些放射科医生根据表中两个最接近的日历年龄对应的标准差，取中间值后得到最终的标准差。通过非正式调查，我们发现上述所有方法在临床中都被广泛使用。幸运的是，不同方法造成的数值差异很小，因此方法的选择不会对患儿正常、发育迟缓或发育提前的最终评估产生显著影响。在此我们不提倡任何一种方法，因为 Greulich 和 Pyle 图谱中没有对此进行规定。然而，我们建议在同一机构内保持方法的一致性，因为一个患儿可能会由不同的医生进行多次骨龄评估。

   示例：使用 Brush 数据表（表 2）确定一名 9 岁 9 个月女孩的

骨龄标准差。如果将患儿年龄向下取整至 9 岁，表中提供的标准差为 10.74 个月。如果将患儿的年龄四舍五入至表中最近的年龄（10 岁），标准差为 11.73 个月。如果根据 9 岁和 10 岁的标准差取中间值，标准差为 11.48 个月。

4. **结果解读**：依据 Brush 数据表或 Stuart 数据表确定标准差后，在日历年龄（或 2a 中讨论的修正后日历年龄）的基础上增加或减去 2 倍的标准差，由此得到的范围被定义为骨龄的正常范围，代表了 95% 具有相同日历年龄和性别的儿童的骨龄范围。预估骨龄在该范围内的患儿被认为是骨骼发育正常。预估骨龄比日历年龄（或修正后日历年龄）超过 2 个标准差的患儿被认为是“骨骼发育提前”，而预估骨龄比日历年龄（或修正后日历年龄）落后 2 个标准差以上的患儿则被认为是“骨骼发育迟缓”。

骨龄公式：

- ESA ＝预估骨龄（estimated skeletal age）
- CA ＝患儿的日历年龄（chronological age）
- ACA ＝修正后日历年龄（见上文 2a）
- SD ＝标准差（standard deviation）

基本方法：

- 骨骼发育正常：CA－（2×SD）＜ ESA ＜ CA＋（2×SD）
- 骨骼发育提前：ESA ＞ CA＋（2×SD）
- 骨骼发育迟缓：ESA ＜ CA－（2×SD）

修正方法（包含上文 2a 的步骤）：

- ACA ＝ CA＋修正值（修正值可以为正数或负数）
- 修正值＝儿童群体的平均骨龄－儿童群体的日历年龄（见表 1 ～表 4）
- 骨骼发育正常：ACA－（2×SD）＜ ESA ＜ ACA＋（2×SD）
- 骨骼发育提前：ESA ＞ ACA＋（2×SD）
- 骨骼发育迟缓：ESA ＜ ACA －（2×SD）

5. **以上骨龄评估的全部流程可以通过牛津大学出版社推出的“数字化骨龄助手”软件实现，该软件可以单独购买或与本书捆绑出售。**数字化骨龄助手是一个独立的 Windows™ 应用程序，能够进一步优化骨龄评估的过程。用户可以放大图像以便于观察细微的影像特征，设置偏好的图像亮度和对比度，还可以在同一界面比较两张或三张标准图像，特别适用于那些与相邻标准图像相似的复杂案例（不再需要来回翻页比较！）。用户将欣喜地发现繁琐的手动计算可以由软件中的骨龄计算器替代完成，过程更加可靠和自动化。初学者可以快速准确地完成骨龄评估，且几乎不需要上级医师的帮助。上级医师将发现住院医生的报告更加准确，审核的过程更加愉快。所有用户都可以通过内置的报告生成器加快工作流程，避免了同时手动调取数据和输入报告。

6. 骨龄评估实践示例

a. 使用基本方法，评估一名 14 岁男孩的骨骼发育情况（正常、迟缓或提前），其手部和腕部 X 线片与 13 岁男孩标准图像相符。使用 Brush 数据表（表 1）查找 14 岁男孩的标准差，为 10.72 个月。标准差的 2 倍等于 21.4 个月。骨龄正常范围为日历年龄 ±2 倍标准差。对于一名 14 岁的男孩，这个范围是 168±21.4 个月，即骨龄正常范围为 146.6 ～ 189.4 个月。该患儿的预估骨龄符合 13 岁男孩的标准，即 156 个月。患儿的预估骨龄（156 个月）在其骨龄正常范围（146.6 ～ 189.4 个月）内，骨龄评估结果为“骨骼发育正常”。

b. 使用基本方法，评估一名 10 岁 9 个月女孩的骨骼发育情况，其手部和腕部 X 线片介于 13 岁 6 个月和 14 岁女孩标准图像之间。她的预估骨龄等于两张标准图像骨龄的中间值（13 岁 9 个月或 165 个月）。使用 Brush 数据（表 2）查找标准差。如果将患儿年龄向下取整为 10 岁，标准差为 11.73 个月。如果将其年龄四舍五入为 11 岁，标准差为 11.94 个月。如果取两者的中间值，标准差为 11.89 个月。不论选择哪种方法，标准差的结果都非常接近，大约为 11.9 个月。患儿的骨龄正常范围是其日历年龄（129 个月）±2 倍标准差（或 ±23.8 个月），为 105 ～ 153 个月。她的预估骨龄 165 个月大于其骨龄正常范围（即超过 2 个标准差），比平均值高 3.0 个标准差，骨龄评估结果为“骨骼发育提前”。

c. 使用修正方法，评估一名 16 岁男孩的骨骼发育情况，其手部和腕部 X 线片与 13 岁男孩标准图像相符。表 1 中的标准差为 12.86 个月，乘以 2 为 25.72 个月。预估骨龄为 13 岁或 156 个月。16

岁男孩的日历年龄为 192 个月。该年龄儿童的日历年龄修正值为 3.32 个月（表 1），因此用于骨龄计算的修正后日历年龄为 192＋3.32 个月＝195.32 个月。根据修正方法，患儿的正常骨龄范围是修正后日历年龄 195.32 个月 ±2 倍标准差（或 ±25.72 个月），即 169.6 ～ 221.0 个月。他的预估骨龄 156 个月低于其骨龄正常范围的下限，比平均值低 3.1 个标准差，骨龄评估结果为“骨骼发育迟缓”。

表　格

表 1　Brush 数据——男孩：Brush 基金会研究中的男孩骨龄变异性

日历年龄	左手 X 线片数量	平均骨龄（月）	可选的日历年龄修正值（月）	骨龄标准差（月）
3 个月	121	3.01	0.01	**0.69**
6 个月	129	6.09	0.09	**1.13**
9 个月	137	9.56	0.56	**1.43**
12 个月	130	12.74	0.74	**1.97**
18 个月	106	19.36	1.36	**3.52**
2 岁	105	25.97	1.97	**3.92**
2.5 岁	107	32.40	2.40	**4.52**
3 岁	127	38.21	2.21	**5.08**
3.5 岁	138	43.89	1.89	**5.40**
4 岁	170	49.04	1.04	**6.66**
4.5 岁	176	56.00	2.00	**8.36**
5 岁	191	62.43	2.43	**8.79**
6 岁	186	75.46	3.46	**9.17**
7 岁	182	88.20	4.20	**8.91**
8 岁	168	101.38	5.38	**9.10**
9 岁	160	113.90	5.90	**9.00**
10 岁	177	125.68	5.68	**9.79**
11 岁	154	137.32	5.32	**10.09**
12 岁	165	148.82	4.82	**10.38**
13 岁	175	158.39	2.39	**10.44**
14 岁	163	170.02	2.02	**10.72**
15 岁	124	182.72	2.72	**11.32**
16 岁	99	195.32	3.32	**12.86**
17 岁	68	206.21	2.21	**13.05**

修订自：Greulich WW，Pyle SI. Radiographic Atlas of Skeletal Development of the Hand and Wrist，2nd ed. Stanford，CA：Stanford University Press and London，UK：Oxford University Press，1959.

表 2 **Brush** 数据——女孩：**Brush** 基金会研究中的女孩骨龄变异性

日历年龄	左手 X 线片数量	平均骨龄（月）	可选的日历年龄修正值（月）	骨龄标准差（月）
3 个月	108	3.02	0.02	**0.72**
6 个月	121	6.04	0.04	**1.16**
9 个月	122	9.05	0.05	**1.36**
12 个月	117	12.04	0.04	**1.77**
18 个月	93	18.22	0.22	**3.49**
2 岁	101	24.16	0.16	**4.64**
2.5 岁	98	30.96	0.96	**5.37**
3 岁	133	36.63	0.63	**5.97**
3.5 岁	131	43.50	1.5	**7.48**
4 岁	154	50.14	2.14	**8.98**
4.5 岁	152	60.06	6.06	**10.73**
5 岁	167	66.21	6.21	**11.65**
6 岁	191	78.50	6.5	**10.23**
7 岁	200	89.30	5.3	**9.64**
8 岁	201	100.66	4.66	**10.23**
9 岁	195	113.86	5.86	**10.74**
10 岁	206	125.66	5.66	**11.73**
11 岁	203	137.87	5.87	**11.94**
12 岁	198	149.62	5.62	**10.24**
13 岁	179	162.28	6.28	**10.67**
14 岁	170	174.25	6.25	**11.30**
15 岁	117	183.62	3.62	**9.23**
16 岁	64	189.44	−2.56	**7.31**

修订自：Greulich WW，Pyle SI. Radiographic Atlas of Skeletal Development of the Hand and Wrist，2nd ed. Stanford，CA：Stanford University Press and London，UK：Oxford University Press，1959.

表 3 Stuart 数据——男孩（使用频率低于 Brush 基金会研究数据）；手腕部骨龄的均值与标准差

日历年龄	左手 X 线片数量	平均骨龄（月）	可选的日历年龄修正值（月）	骨龄标准差（月）
12 个月	66	12.7	0.7	**2.1**
18 个月	67	17.5	−0.5	**2.7**
2 岁	67	22.6	−1.4	**4.0**
2.5 岁	67	28.1	−1.9	**5.4**
3 岁	67	33.8	−2.2	**6.0**
3.5 岁	67	39.5	−2.5	**6.6**
4 岁	65	44.8	−3.2	**7.0**
4.5 岁	64	50.3	−3.7	**7.8**
5 岁	64	56.2	−3.8	**8.4**
5.5 岁	64	62.4	−3.6	**9.1**
6 岁	66	68.4	−3.6	**9.3**
7 岁	66	80.6	−3.4	**10.1**
8 岁	63	92.5	−3.5	**10.8**
9 岁	63	104.9	−3.1	**11.0**
10 岁	63	118.0	−2	**11.4**
11 岁	65	132.1	0.1	**10.5**
12 岁	64	144.5	0.5	**10.4**
13 岁	66	156.4	0.4	**11.1**
14 岁	65	168.5	0.5	**12.0**
15 岁	65	180.7	0.7	**14.2**
16 岁	65	193.0	1	**15.1**
17 岁	60	206.0	2	**15.4**

修订自：Greulich WW，Pyle SI. Radiographic Atlas of Skeletal Development of the Hand and Wrist，2nd ed. Stanford，CA：Stanford University Press and London，UK：Oxford University Press，1959.

表 4 **Stuart** 数据——女孩（使用频率低于 **Brush** 基金会研究数据）；手腕部骨龄的均值与标准差

日历年龄	左手 X 线片数量	平均骨龄（月）	可选的日历年龄修正值（月）	骨龄标准差（月）
12 个月	65	12.7	0.7	**2.7**
18 个月	66	18.4	0.4	**3.4**
2 岁	66	23.7	−0.3	**4.0**
2.5 岁	65	29.0	−1	**4.8**
3 岁	66	34.5	−1.5	**5.6**
3.5 岁	66	40.6	−1.4	**6.5**
4 岁	67	46.4	−1.6	**7.2**
4.5 岁	67	52.3	−1.7	**8.0**
5 岁	67	58.1	−1.9	**8.6**
5.5 岁	67	63.9	−2.1	**8.9**
6 岁	67	70.4	−1.6	**9.0**
7 岁	67	82.0	−2	**8.3**
8 岁	67	94.0	−2	**8.8**
9 岁	67	105.9	−2.1	**9.3**
10 岁	66	119.0	−1	**10.8**
11 岁	66	132.9	0.9	**12.3**
12 岁	66	147.2	3.2	**14.0**
13 岁	66	160.3	4.3	**14.6**
14 岁	63	172.4	4.4	**12.6**
15 岁	61	184.3	4.3	**11.2**

修订自：Greulich WW，Pyle SI. Radiographic Atlas of Skeletal Development of the Hand and Wrist，2nd ed. Stanford，CA：Stanford University Press and London，UK：Oxford University Press，1959.

男孩标准

男

骨龄：新生儿（足月）

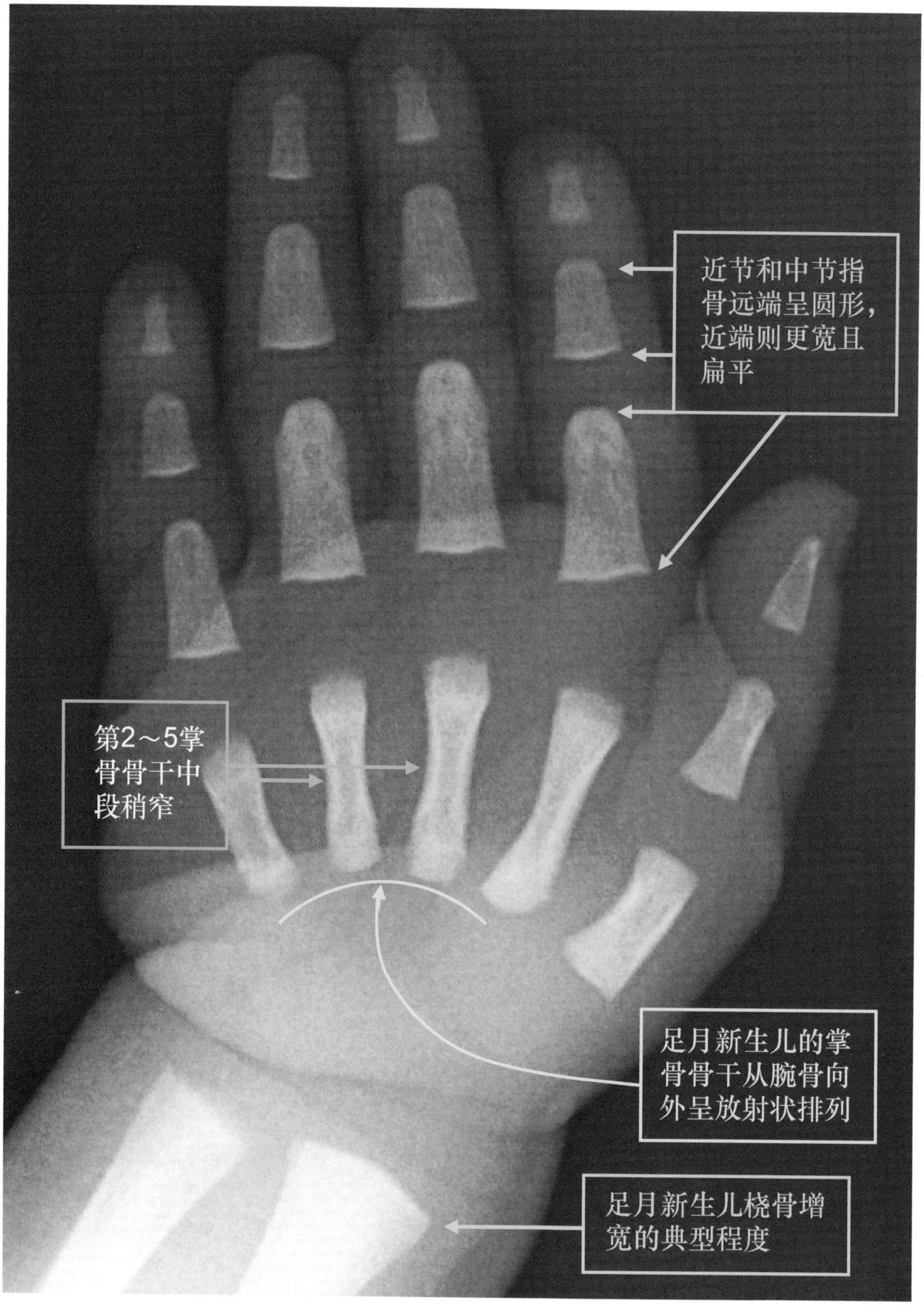
近节和中节指骨远端呈圆形，近端则更宽且扁平
第2～5掌骨骨干中段稍窄
足月新生儿的掌骨骨干从腕骨向外呈放射状排列
足月新生儿桡骨增宽的典型程度

男

骨龄：新生儿（足月）

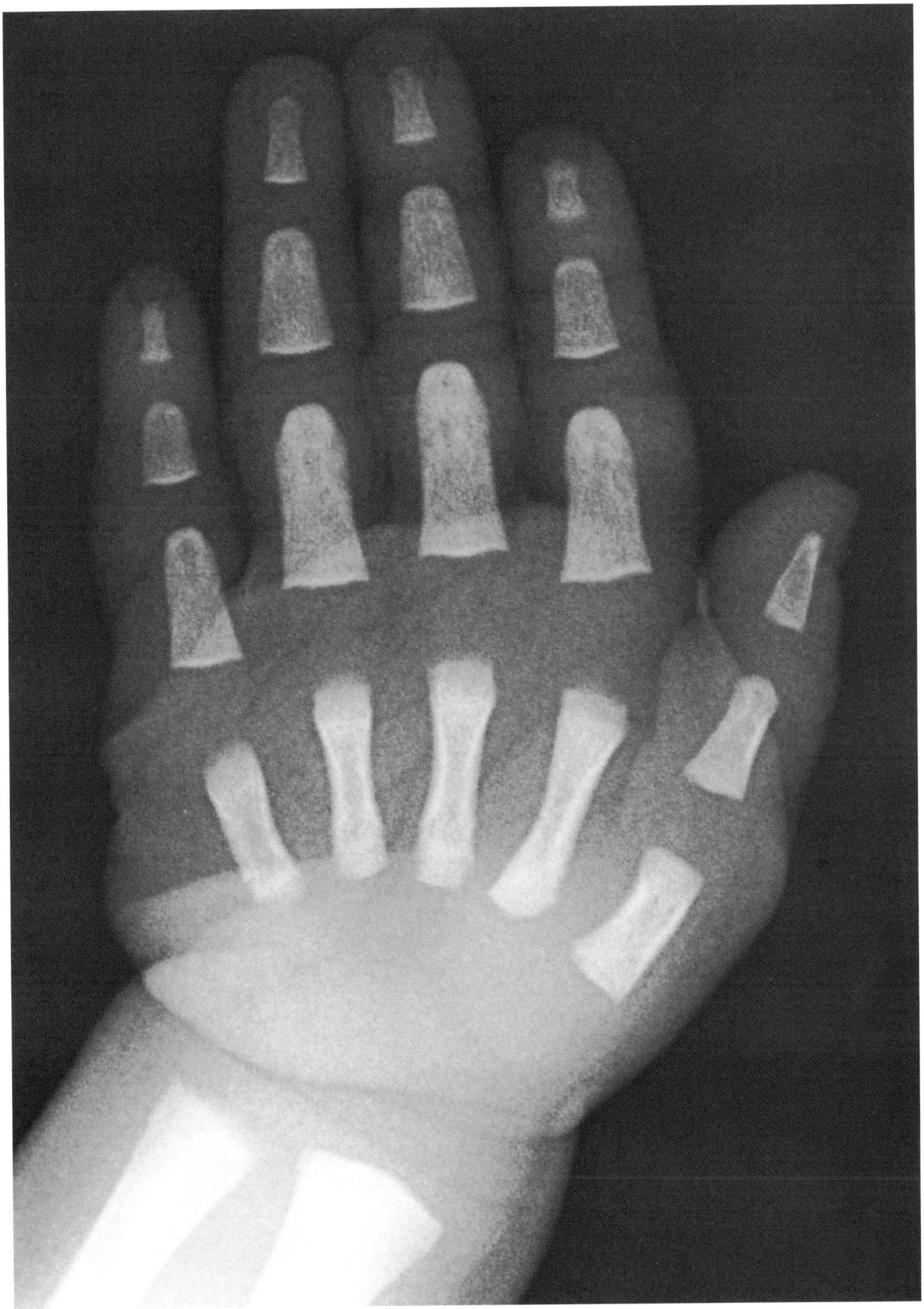

男

骨龄：3 个月

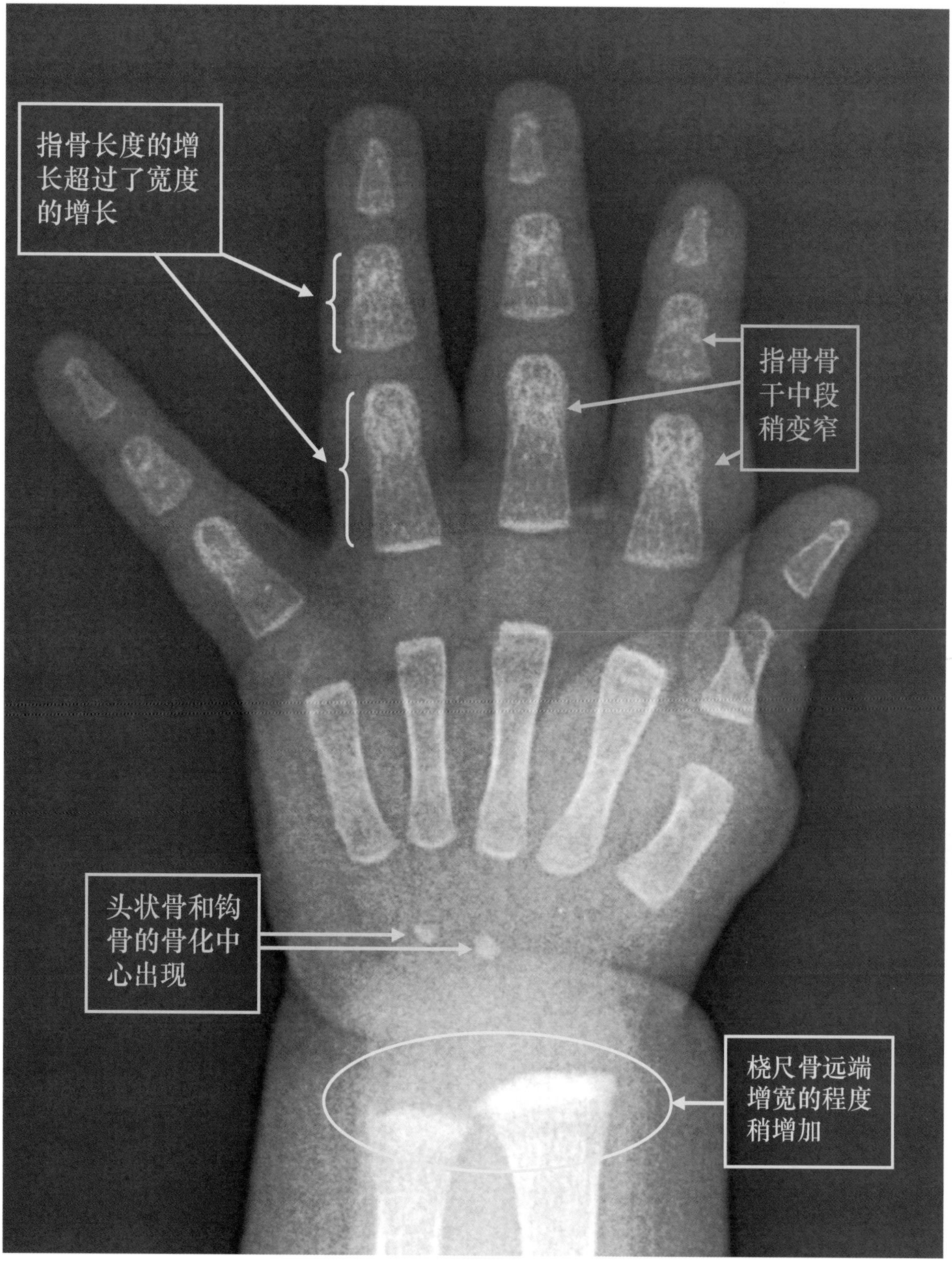
指骨长度的增长超过了宽度的增长
指骨骨干中段稍变窄
头状骨和钩骨的骨化中心出现
桡尺骨远端增宽的程度稍增加

男

骨龄：3 个月

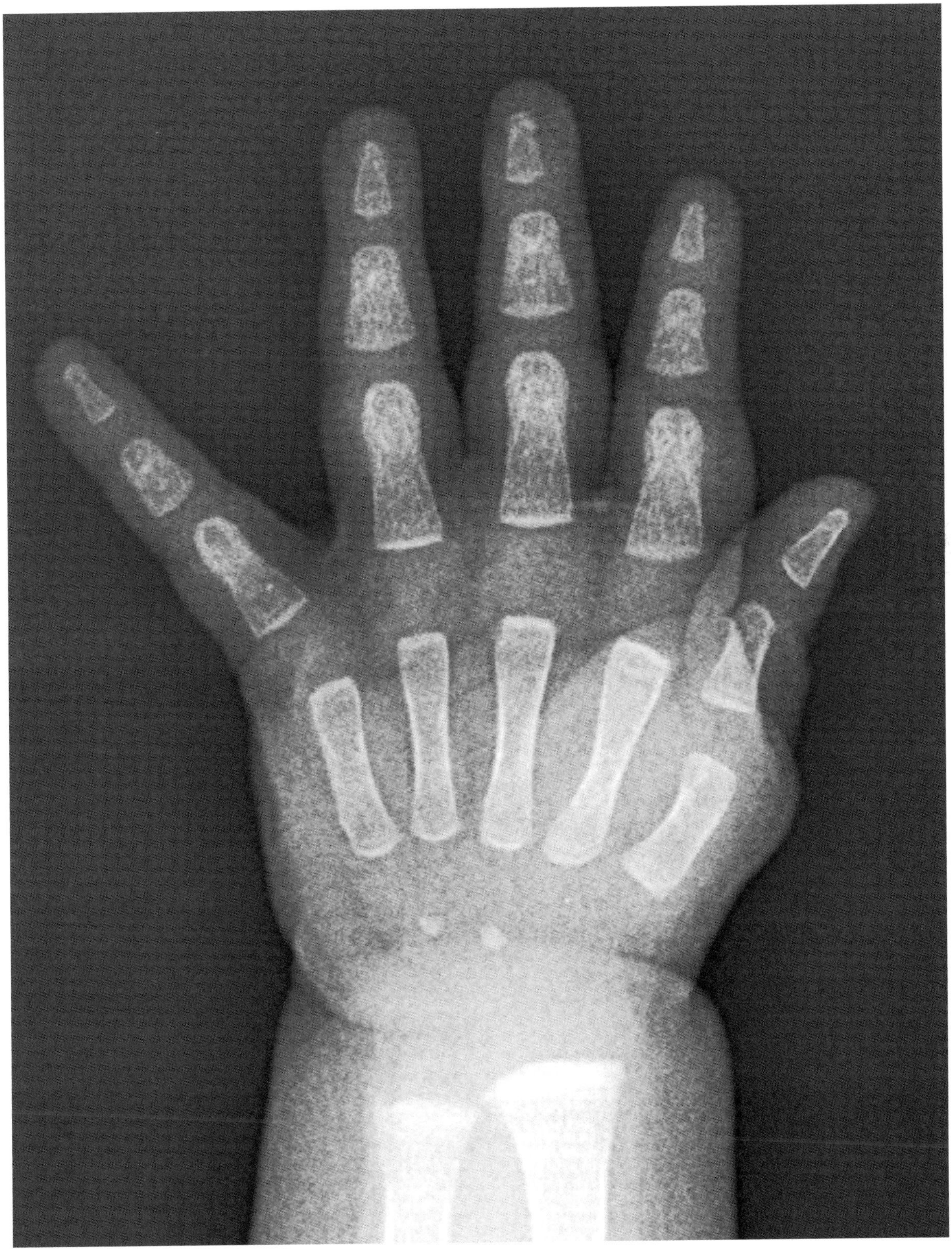

男

骨龄：6 个月

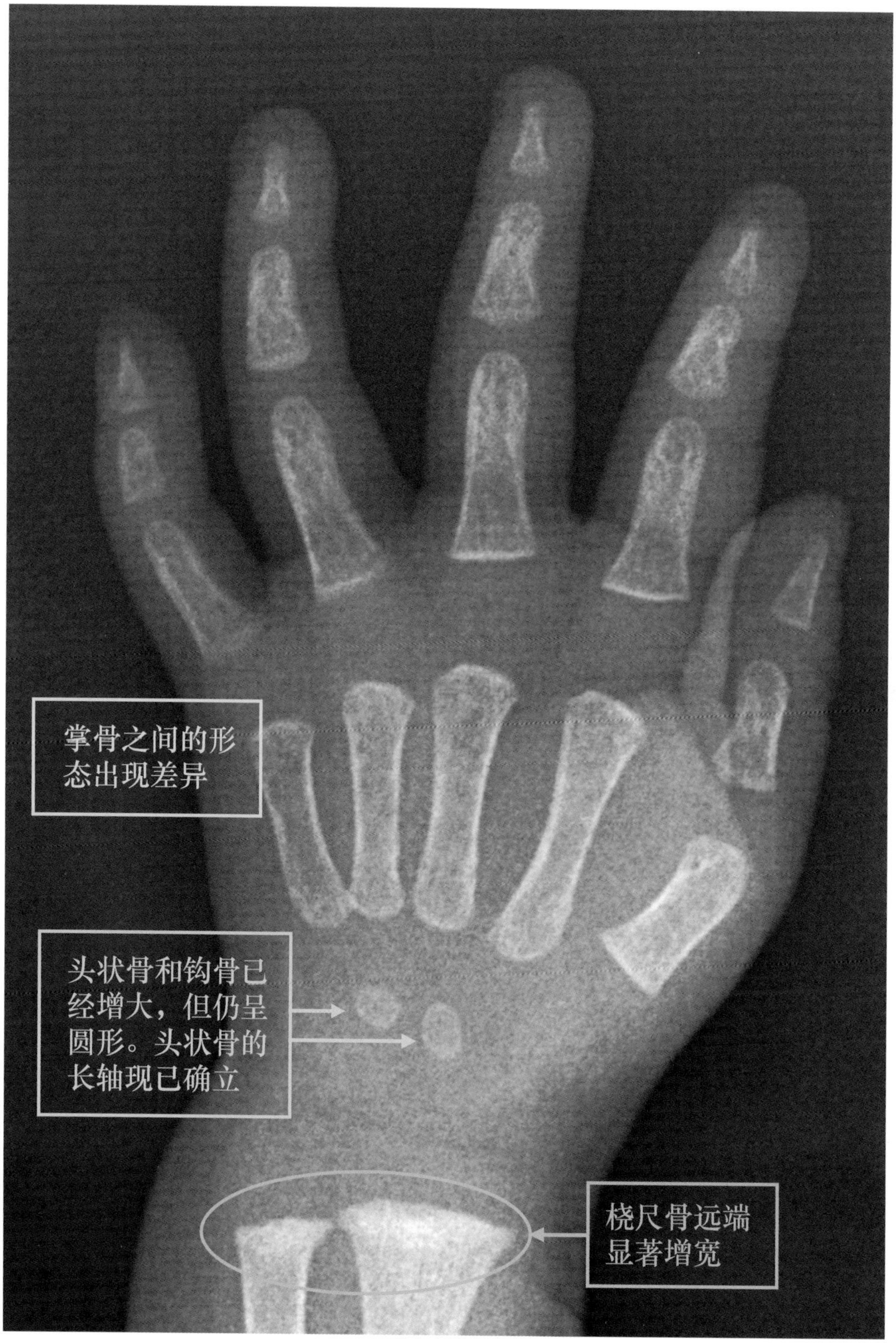

男 **骨龄：6个月**

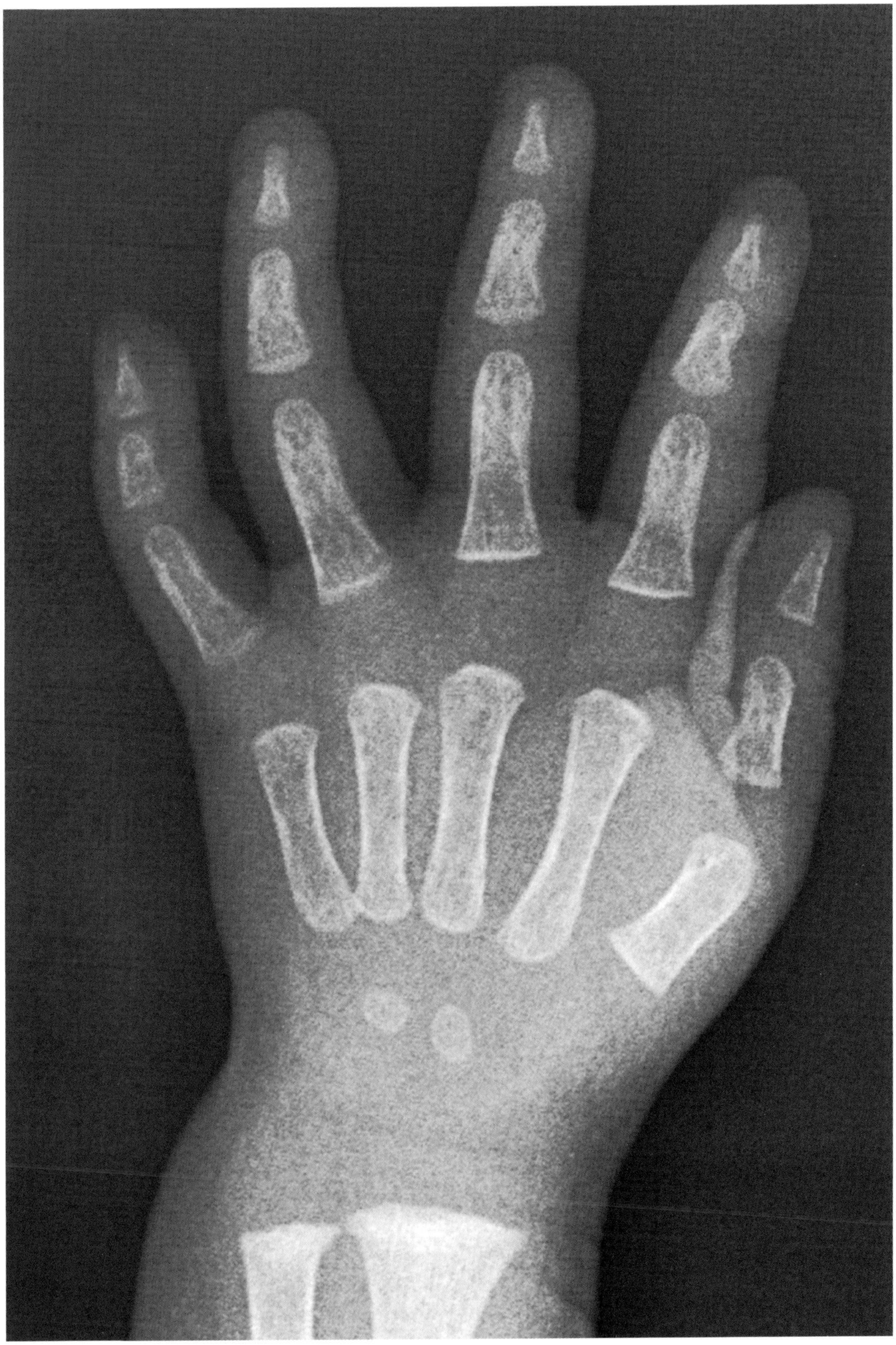

男　　骨龄：9 个月

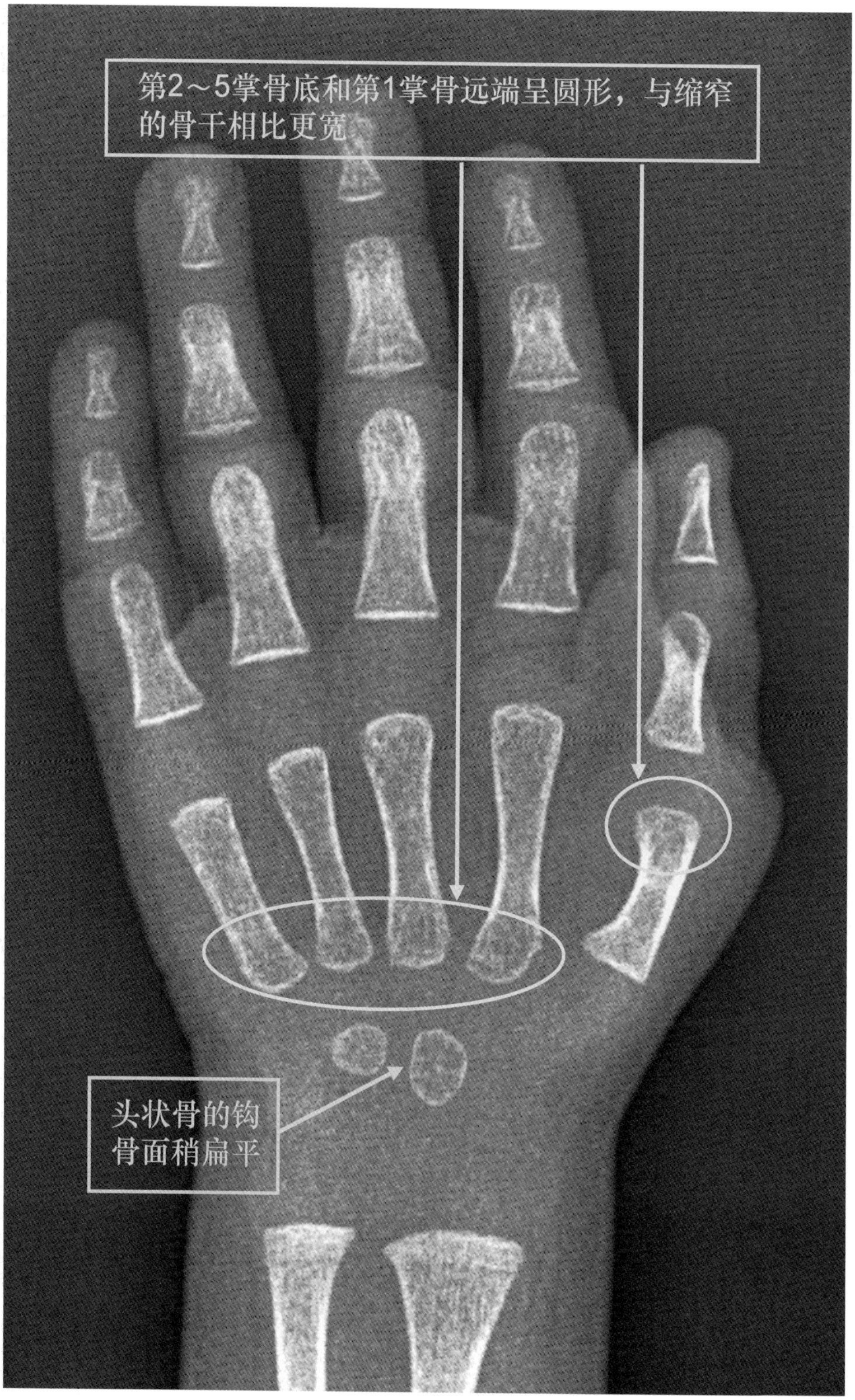

男

骨龄：9 个月

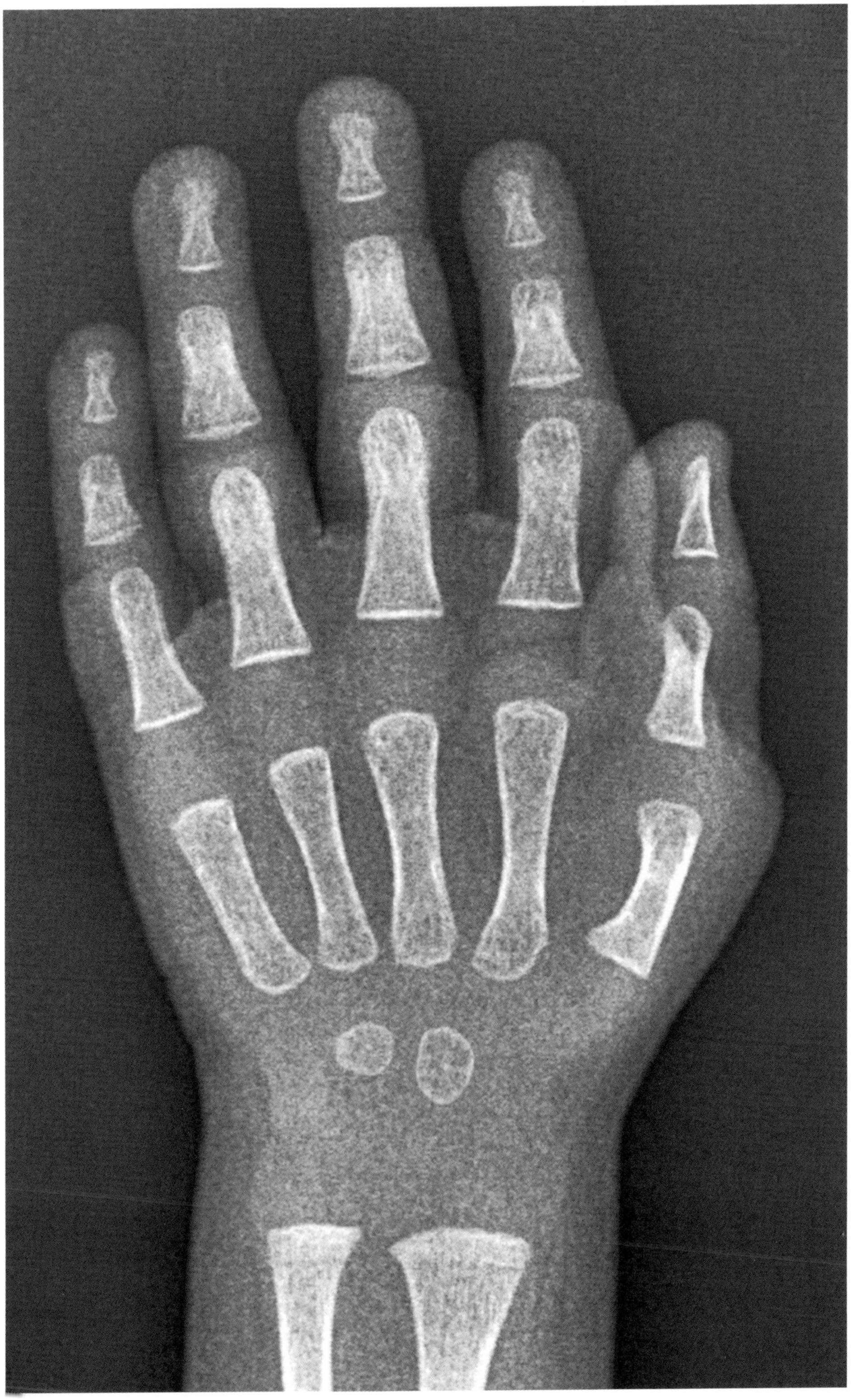

男

骨龄：1 岁

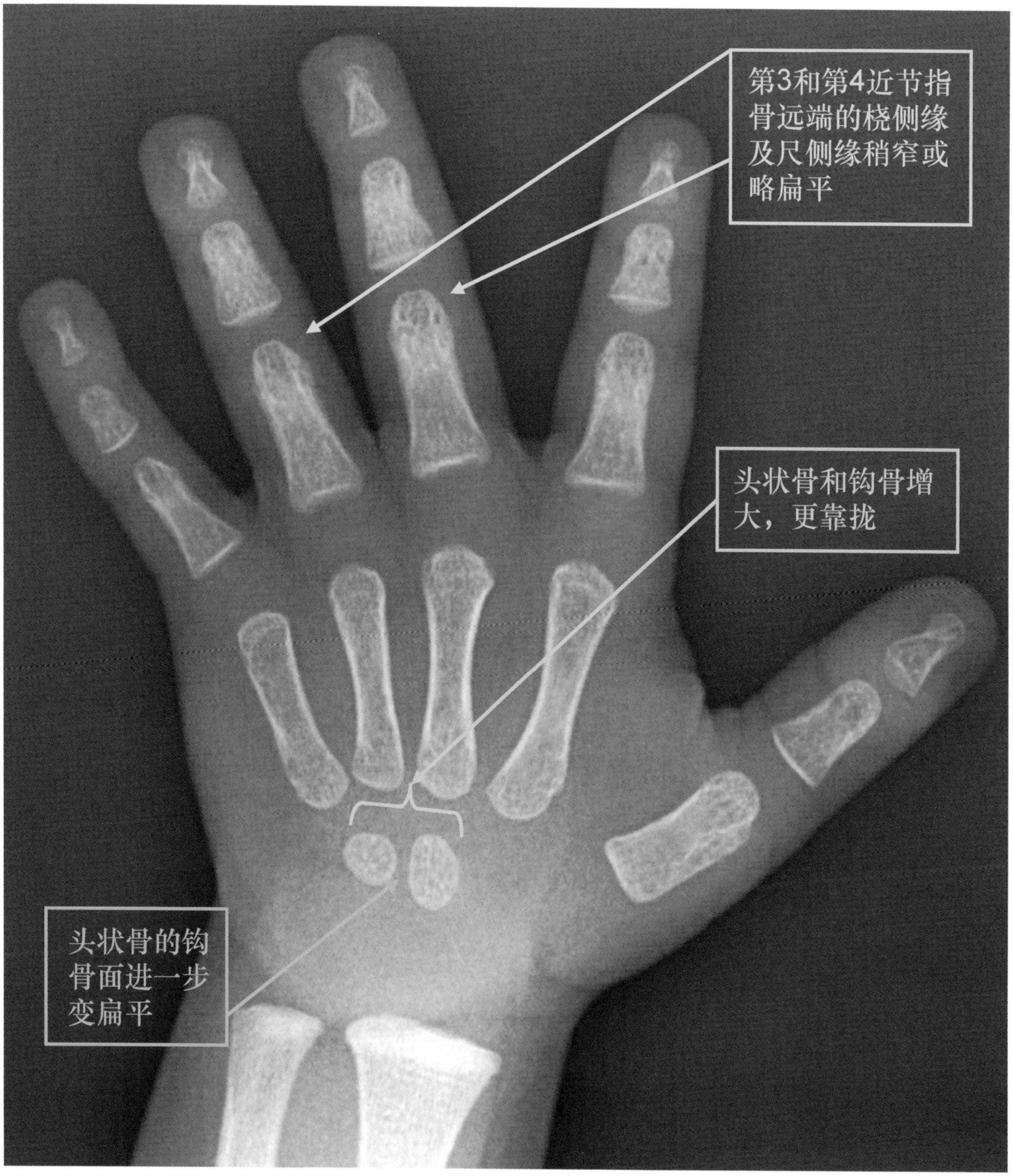

男

骨龄：1岁

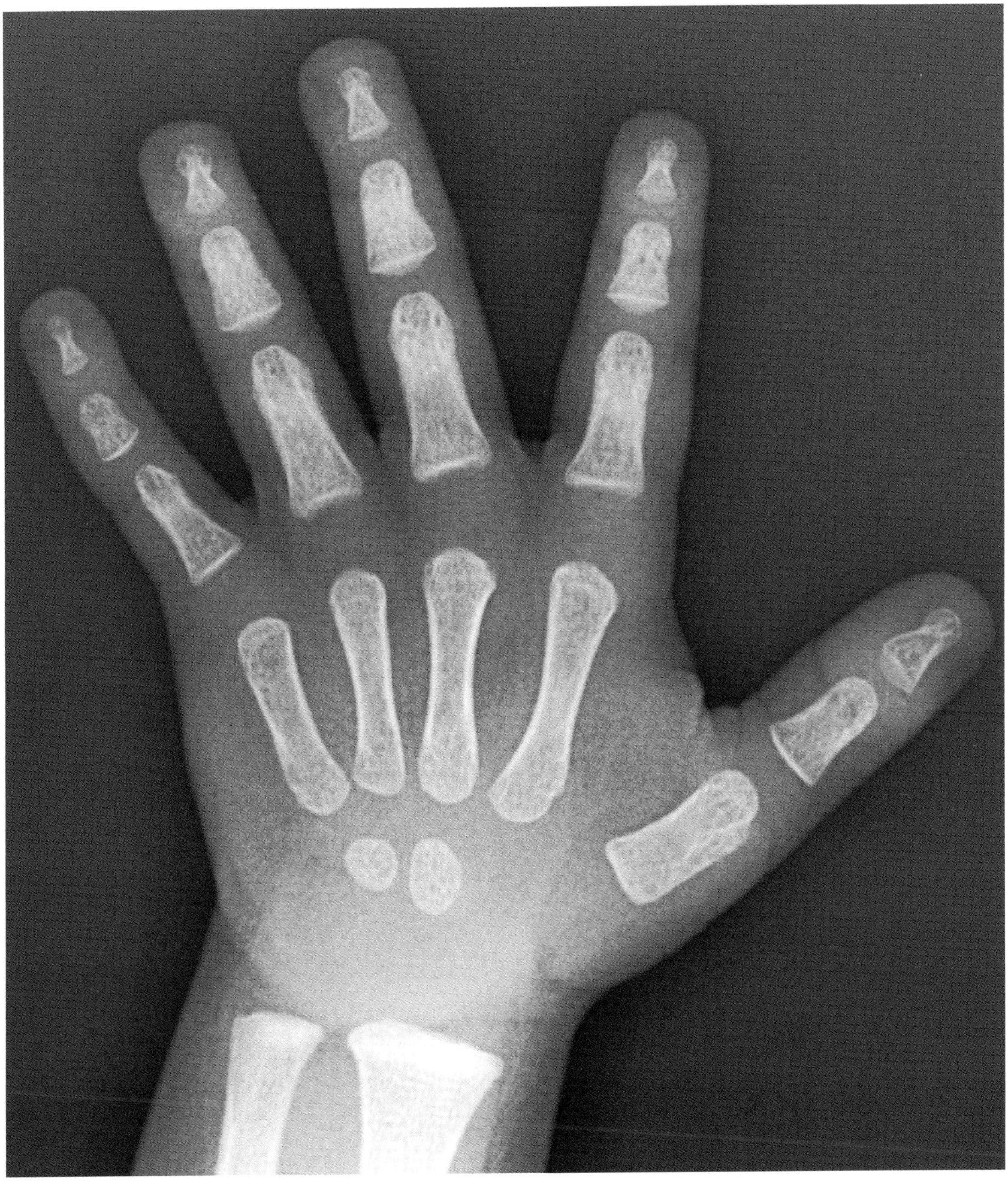

男 **骨龄：1岁3个月**

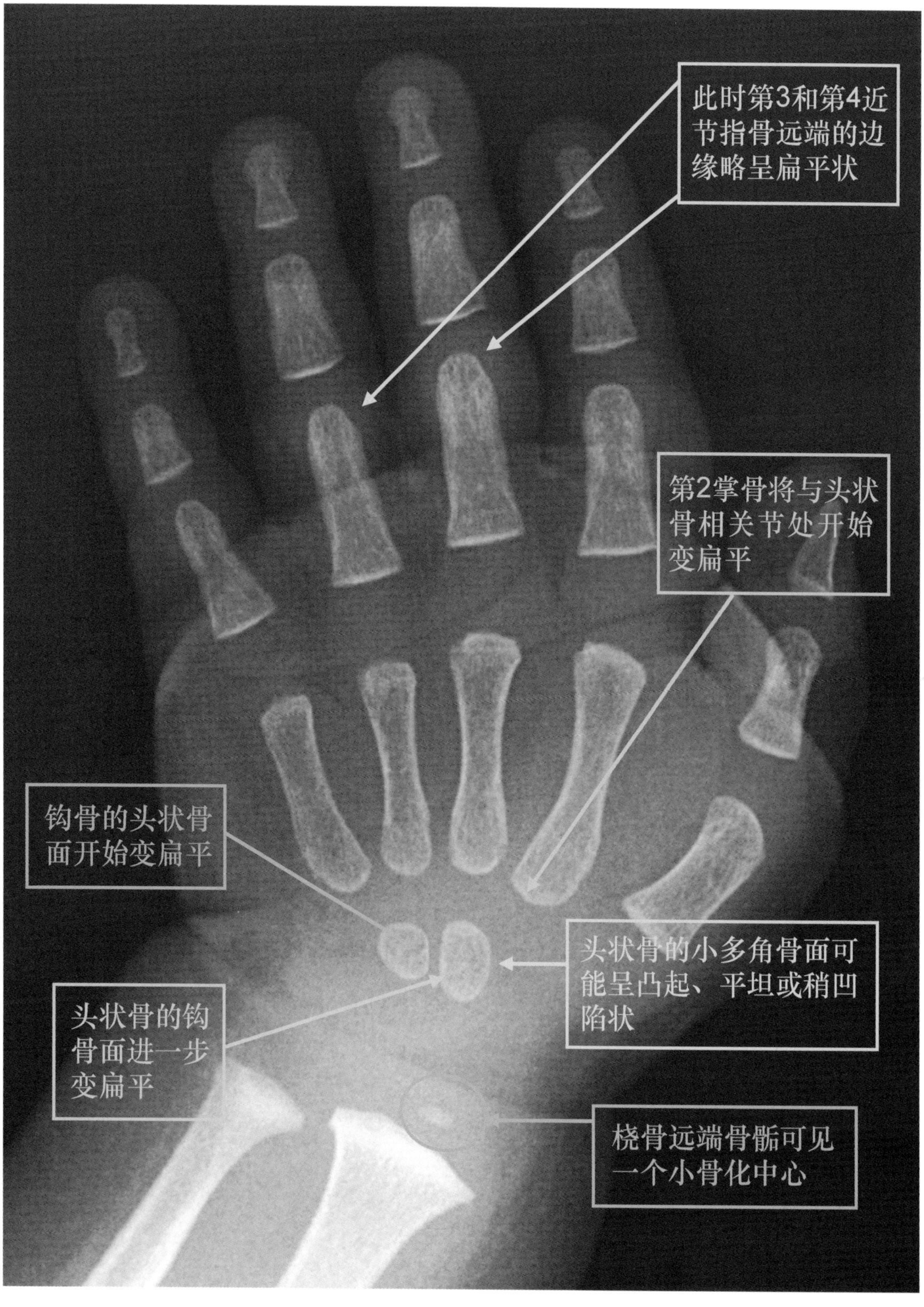
此时第3和第4近节指骨远端的边缘略呈扁平状
第2掌骨将与头状骨相关节处开始变扁平
钩骨的头状骨面开始变扁平
头状骨的小多角骨面可能呈凸起、平坦或稍凹陷状
头状骨的钩骨面进一步变扁平
桡骨远端骨骺可见一个小骨化中心

男

骨龄：1 岁 3 个月

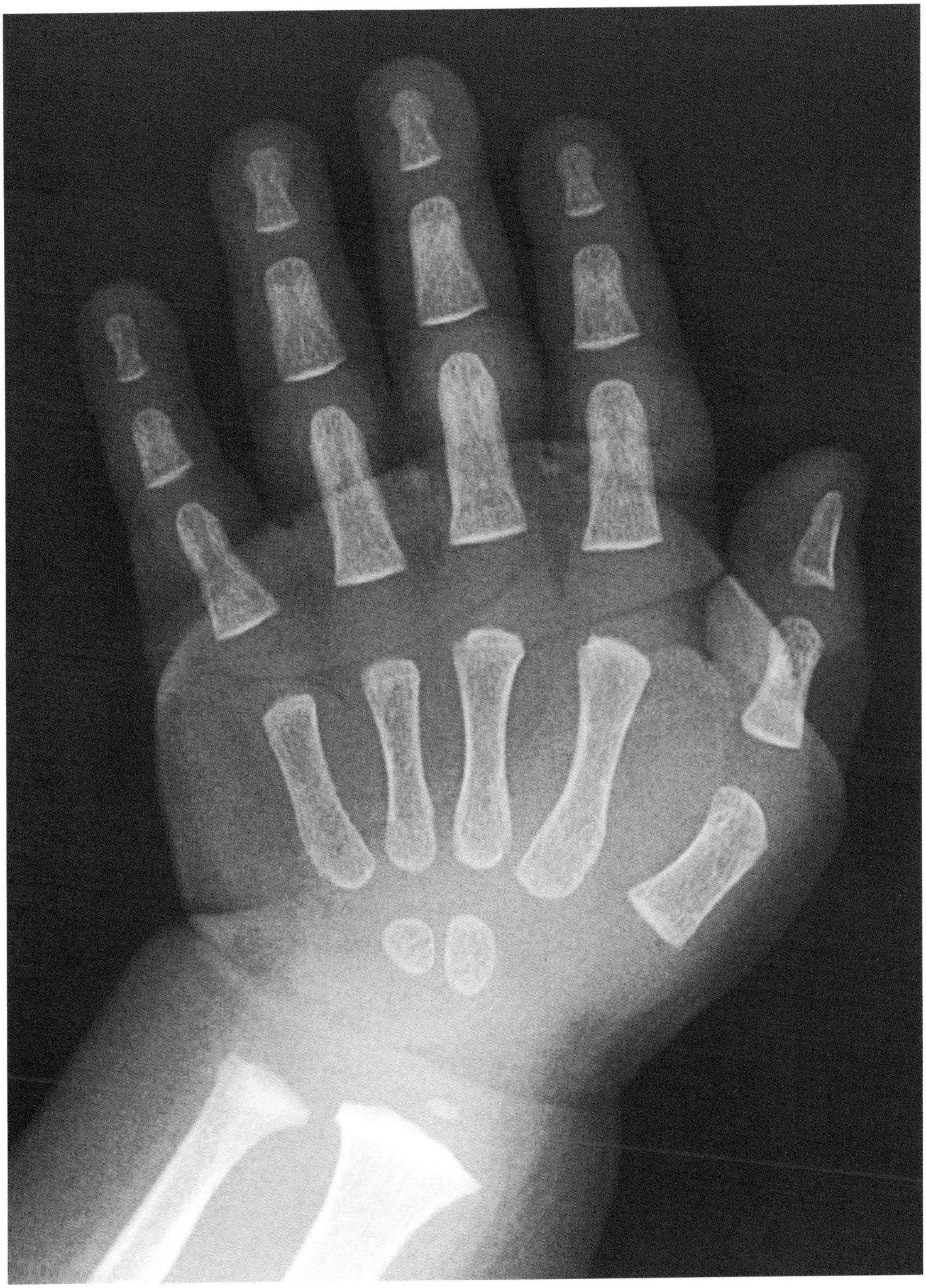

男

骨龄：1岁6个月

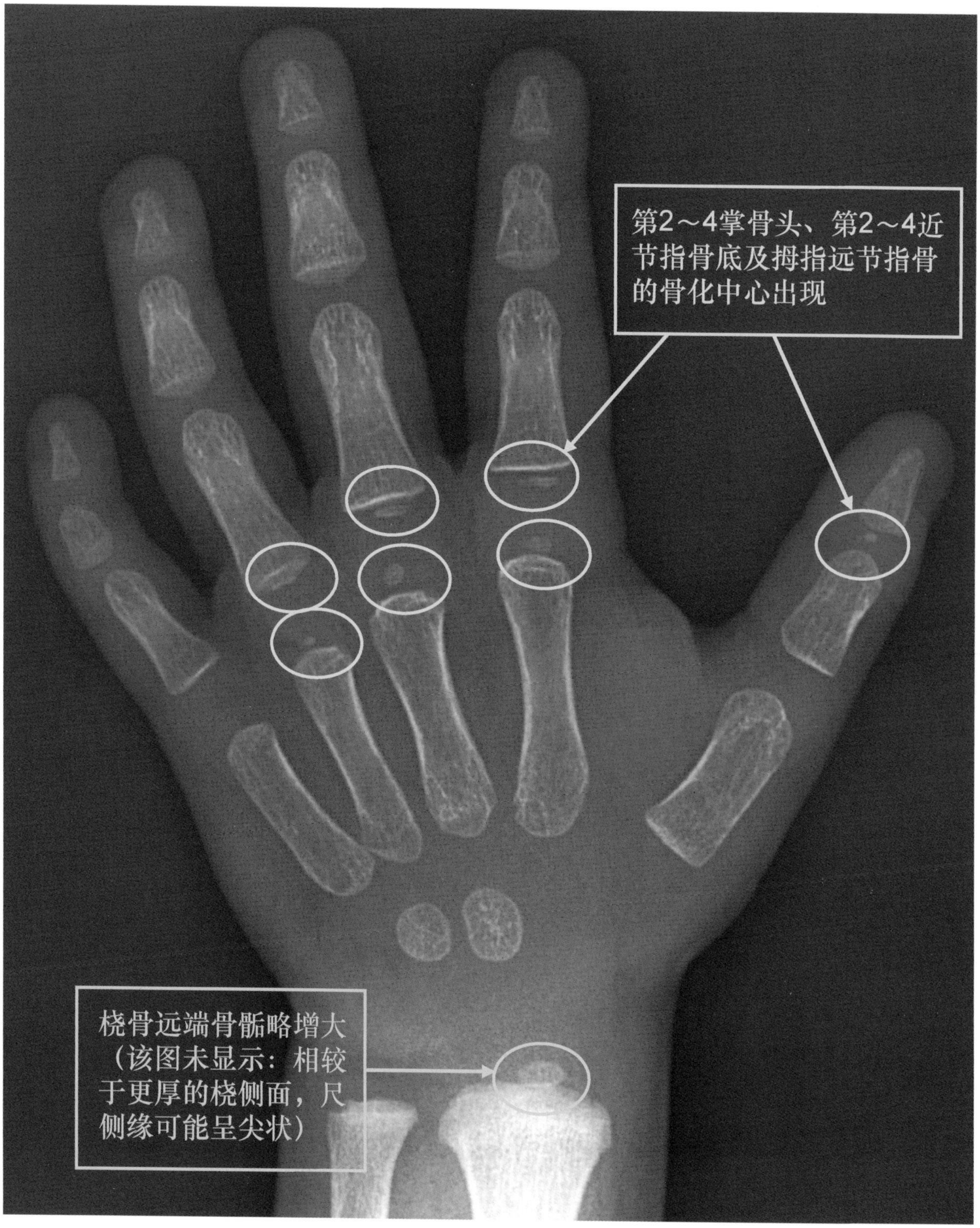
第2～4掌骨头、第2～4近节指骨底及拇指远节指骨的骨化中心出现
桡骨远端骨骺略增大（该图未显示：相较于更厚的桡侧面，尺侧缘可能呈尖状）

男 **骨龄：1岁6个月**

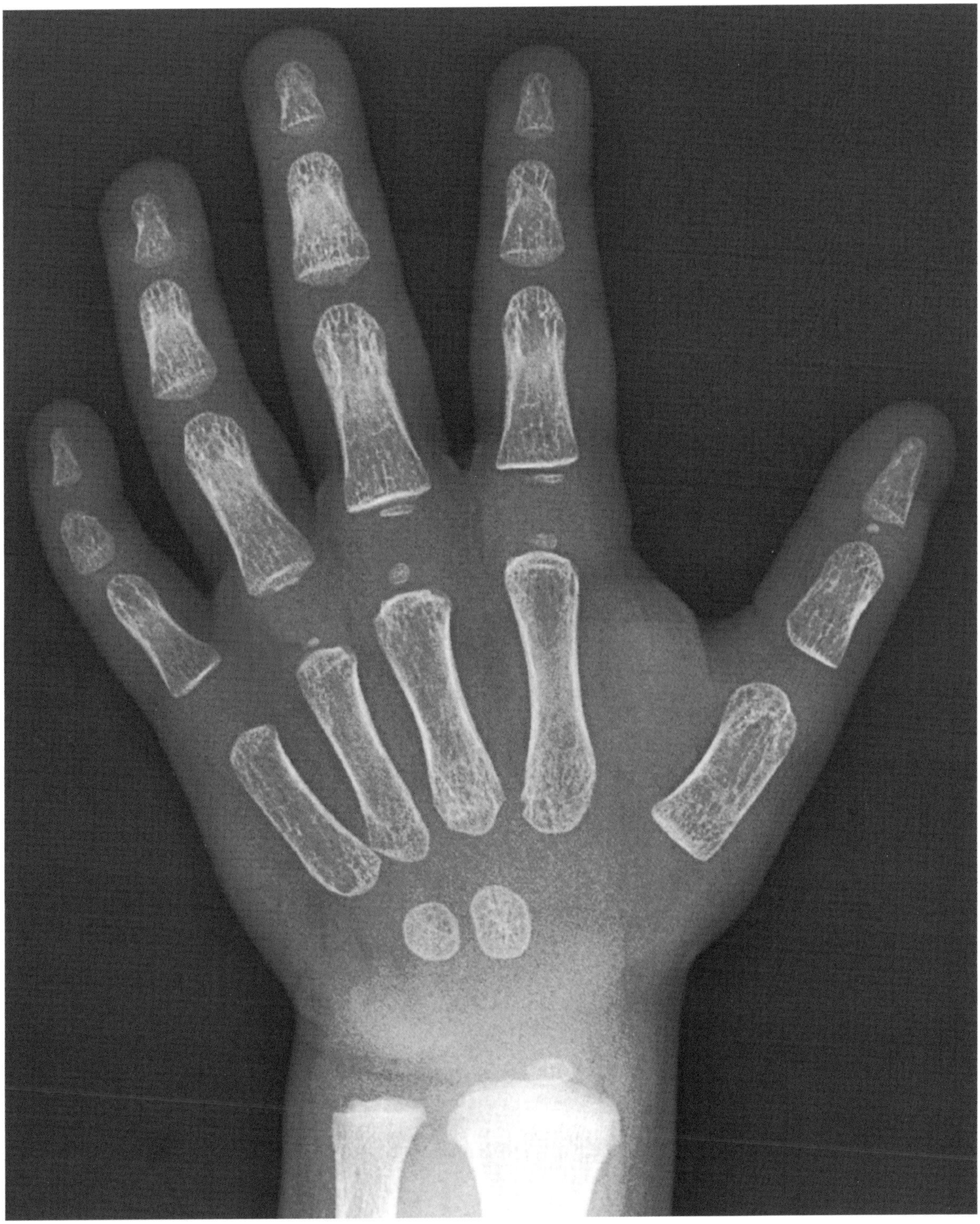

男

骨龄：2 岁

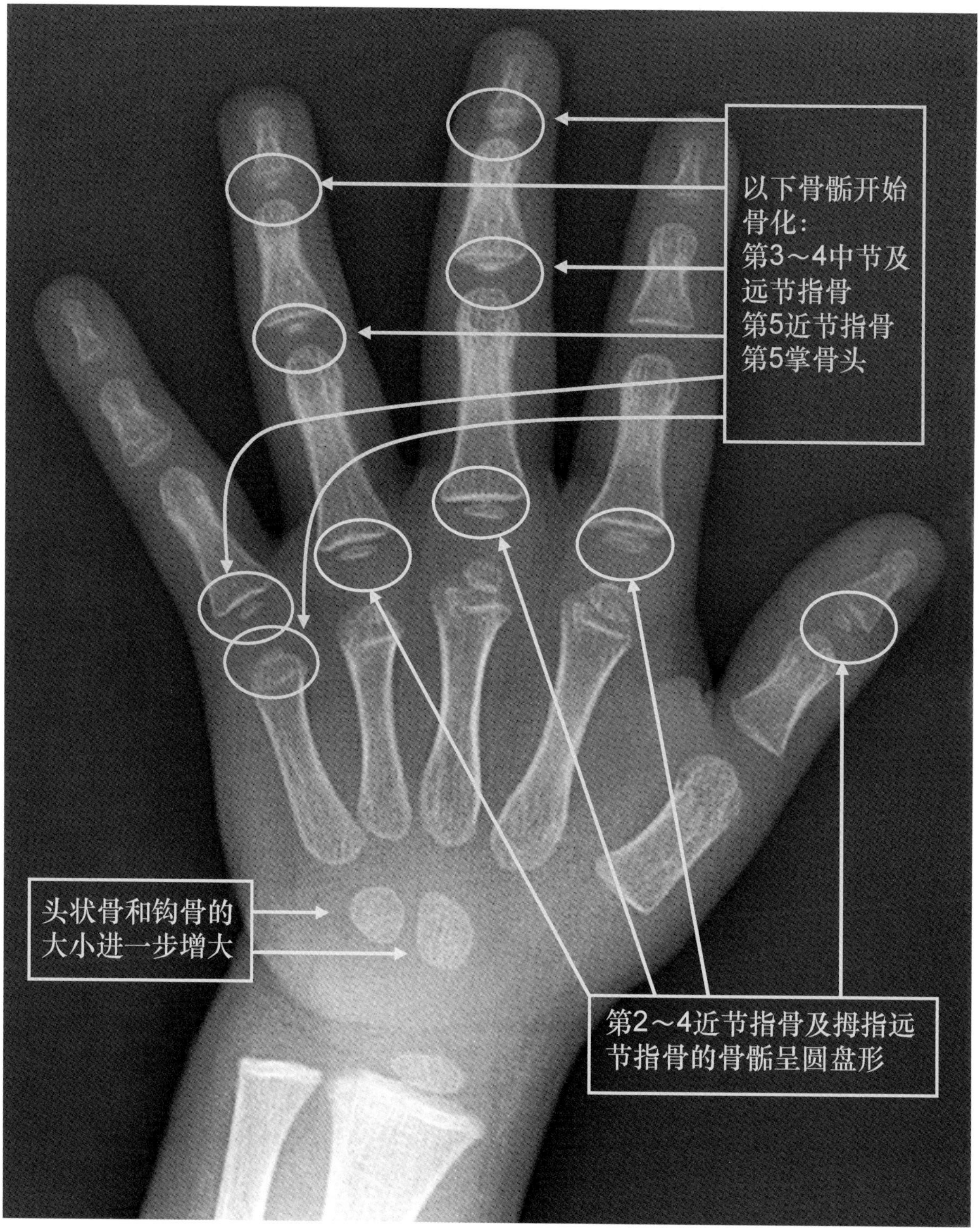
以下骨骺开始骨化：
第3～4中节及远节指骨
第5近节指骨
第5掌骨头
头状骨和钩骨的大小进一步增大
第2～4近节指骨及拇指远节指骨的骨骺呈圆盘形

男

骨龄：2 岁

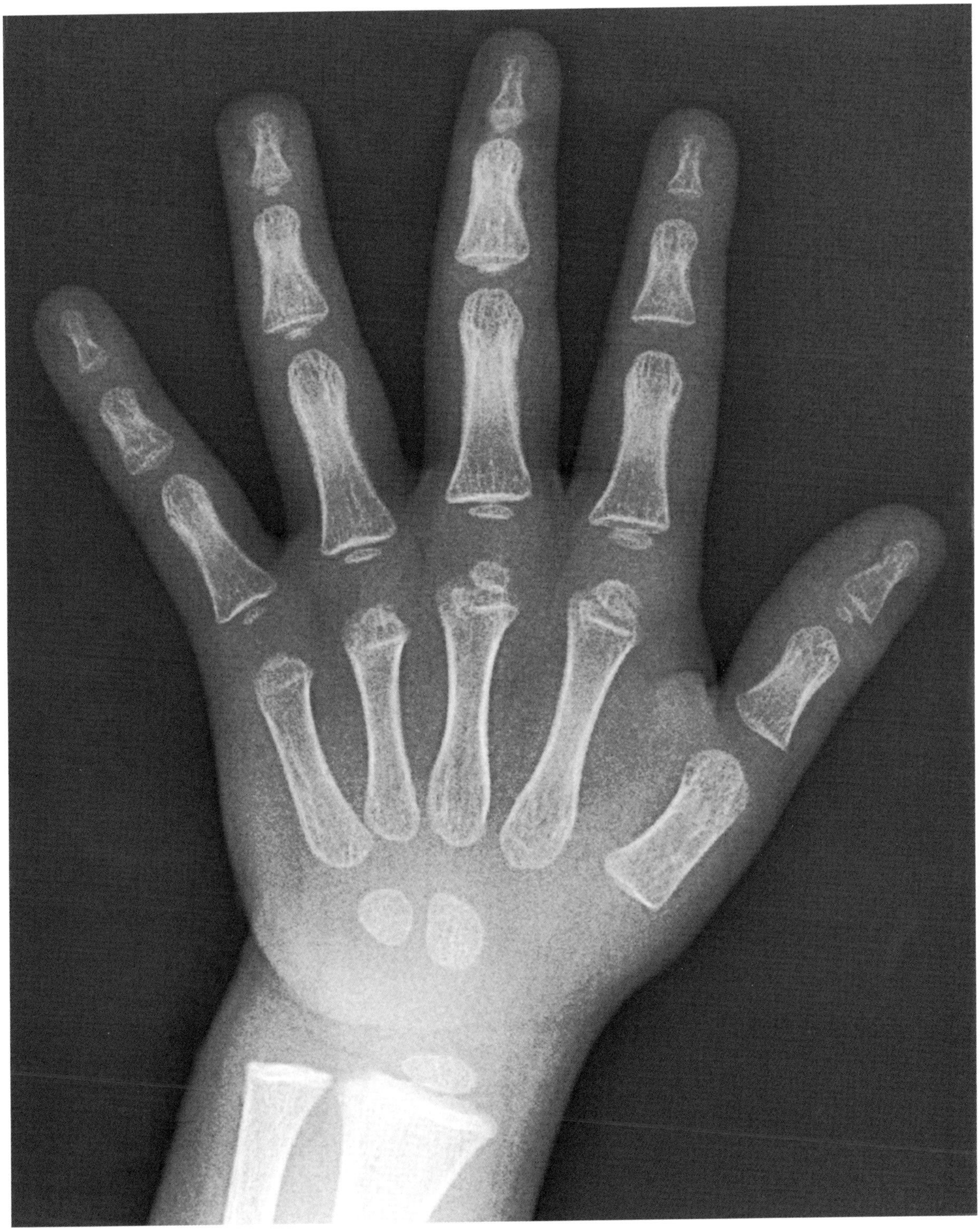

男 骨龄：2 岁 8 个月

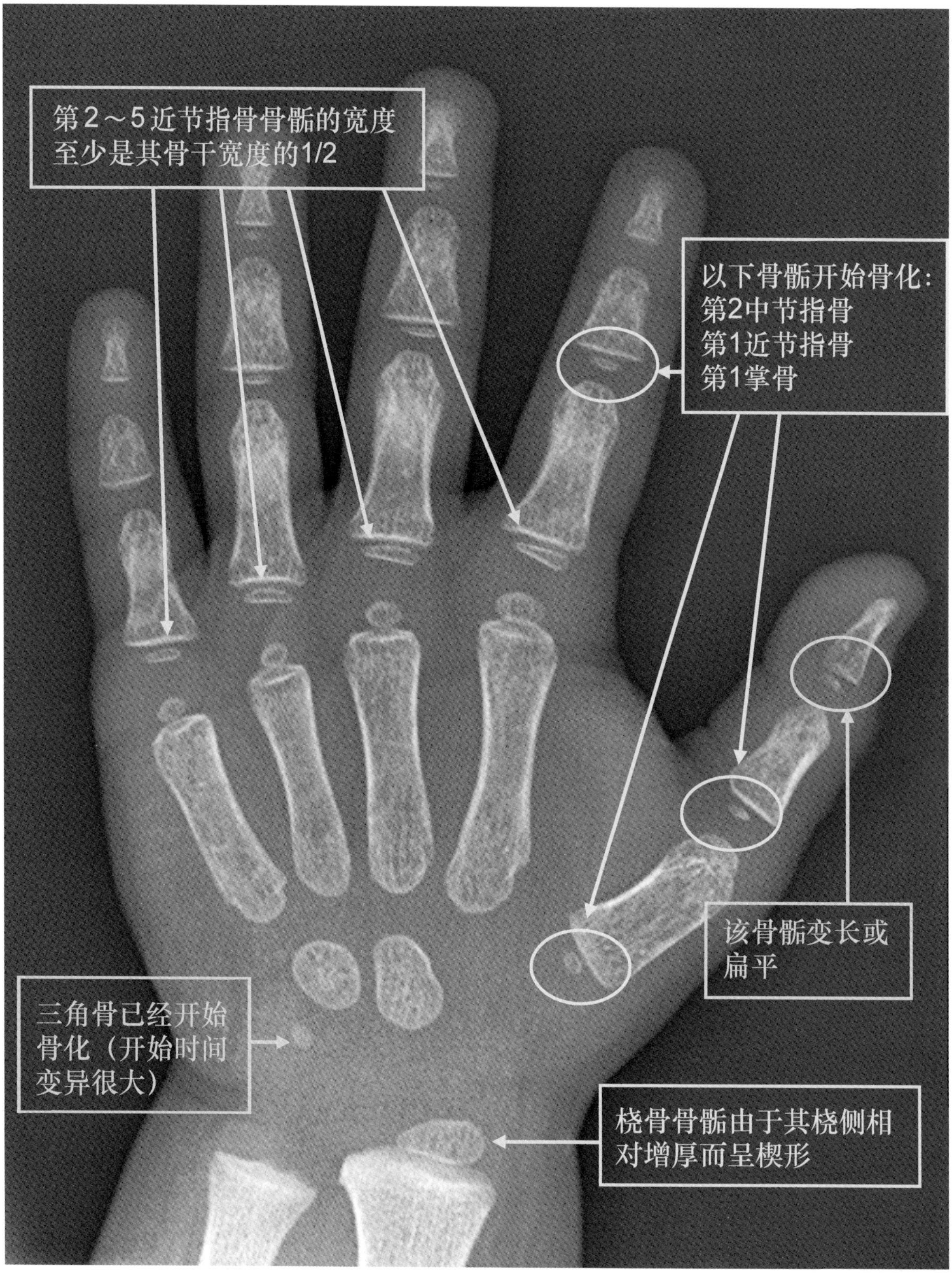
第2～5近节指骨骨骺的宽度至少是其骨干宽度的1/2
以下骨骺开始骨化：
第2中节指骨
第1近节指骨
第1掌骨
该骨骺变长或扁平
三角骨已经开始骨化（开始时间变异很大）
桡骨骨骺由于其桡侧相对增厚而呈楔形

男

骨龄：2 岁 8 个月

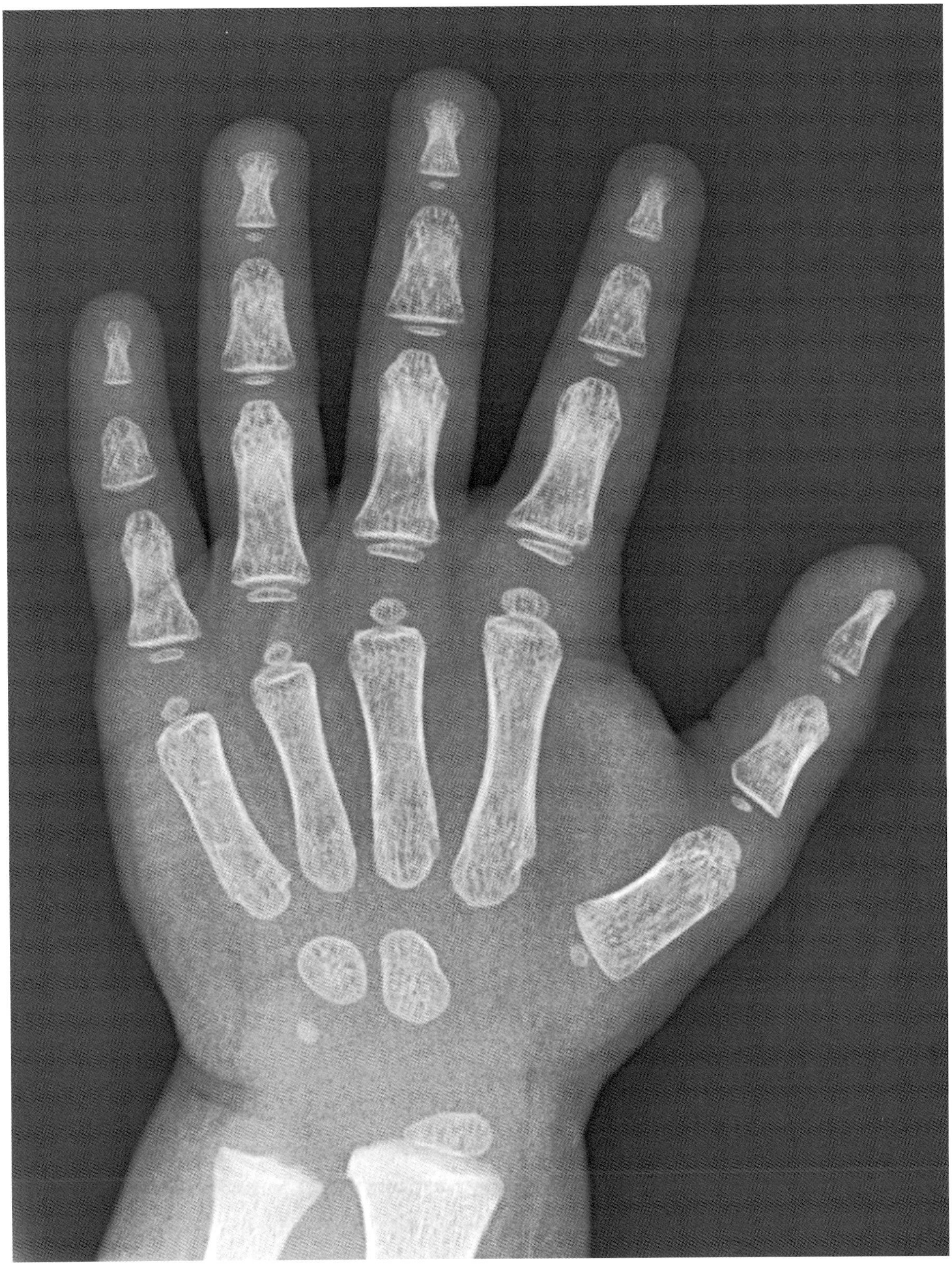

男 **骨龄：3 岁**

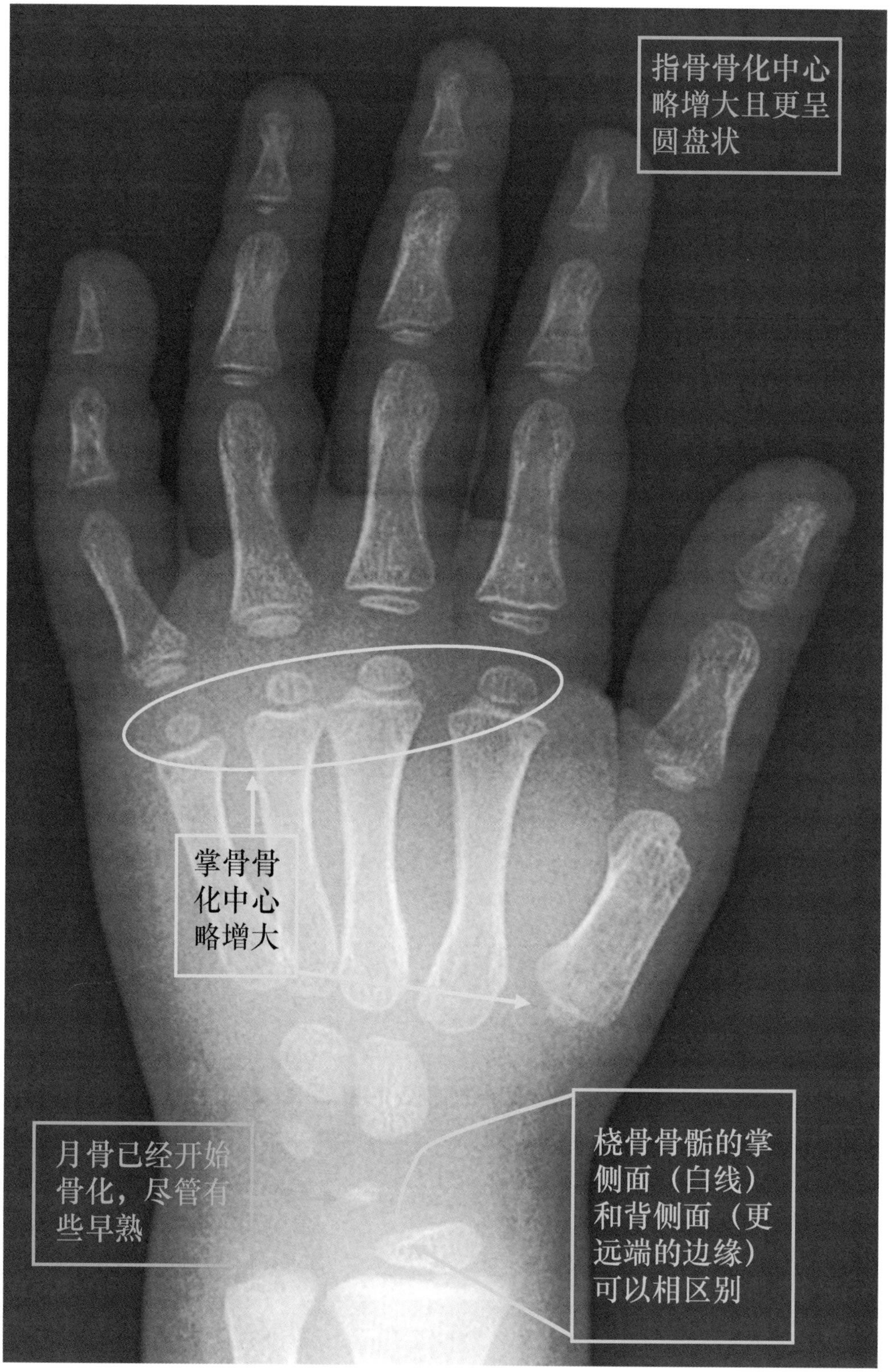
指骨骨化中心
略增大且更呈
圆盘状
掌骨骨
化中心
略增大
月骨已经开始
骨化，尽管有
些早熟
桡骨骨骺的掌
侧面（白线）
和背侧面（更
远端的边缘）
可以相区别

男

骨龄：3 岁

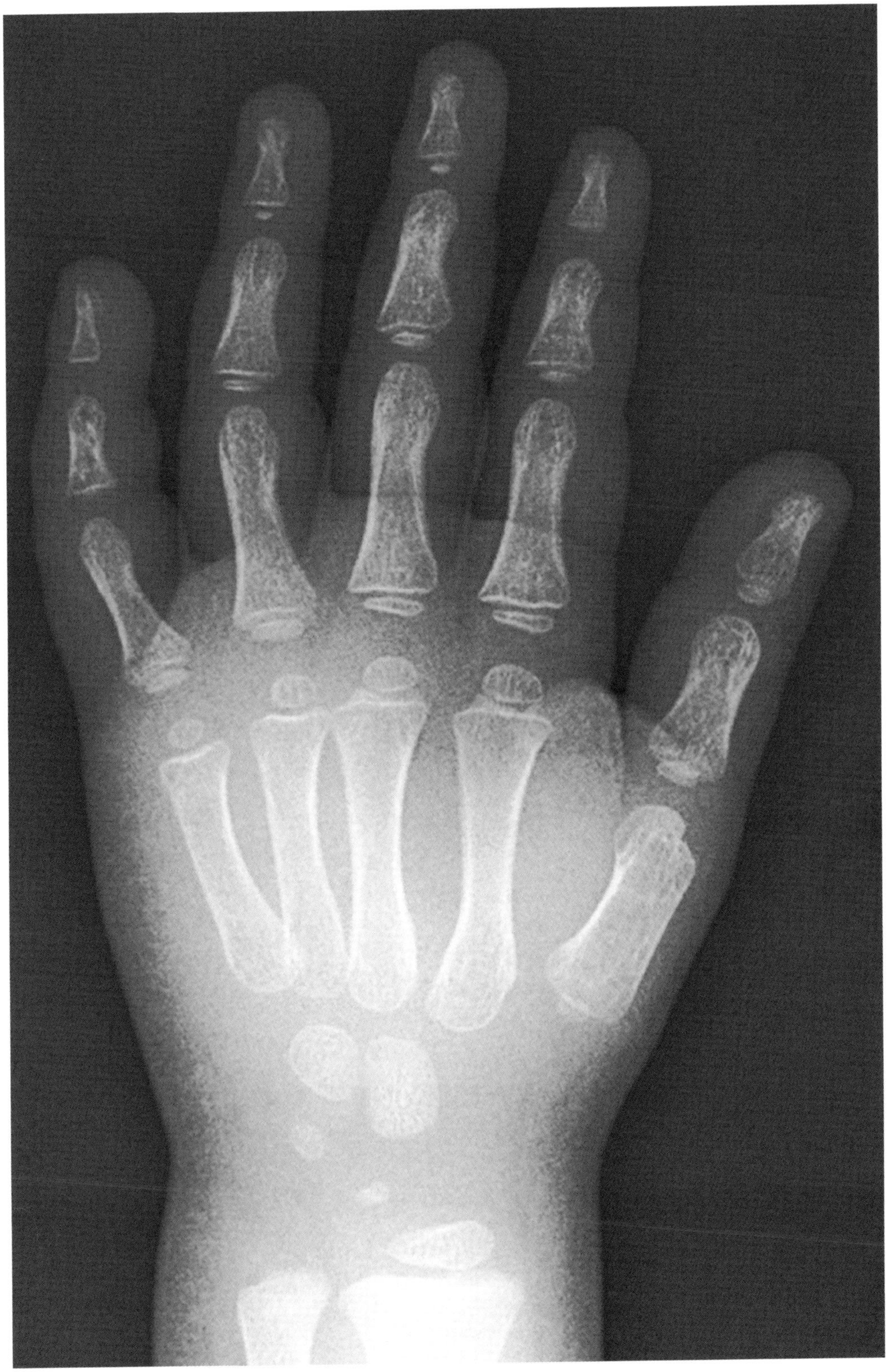

男

骨龄：3 岁 6 个月

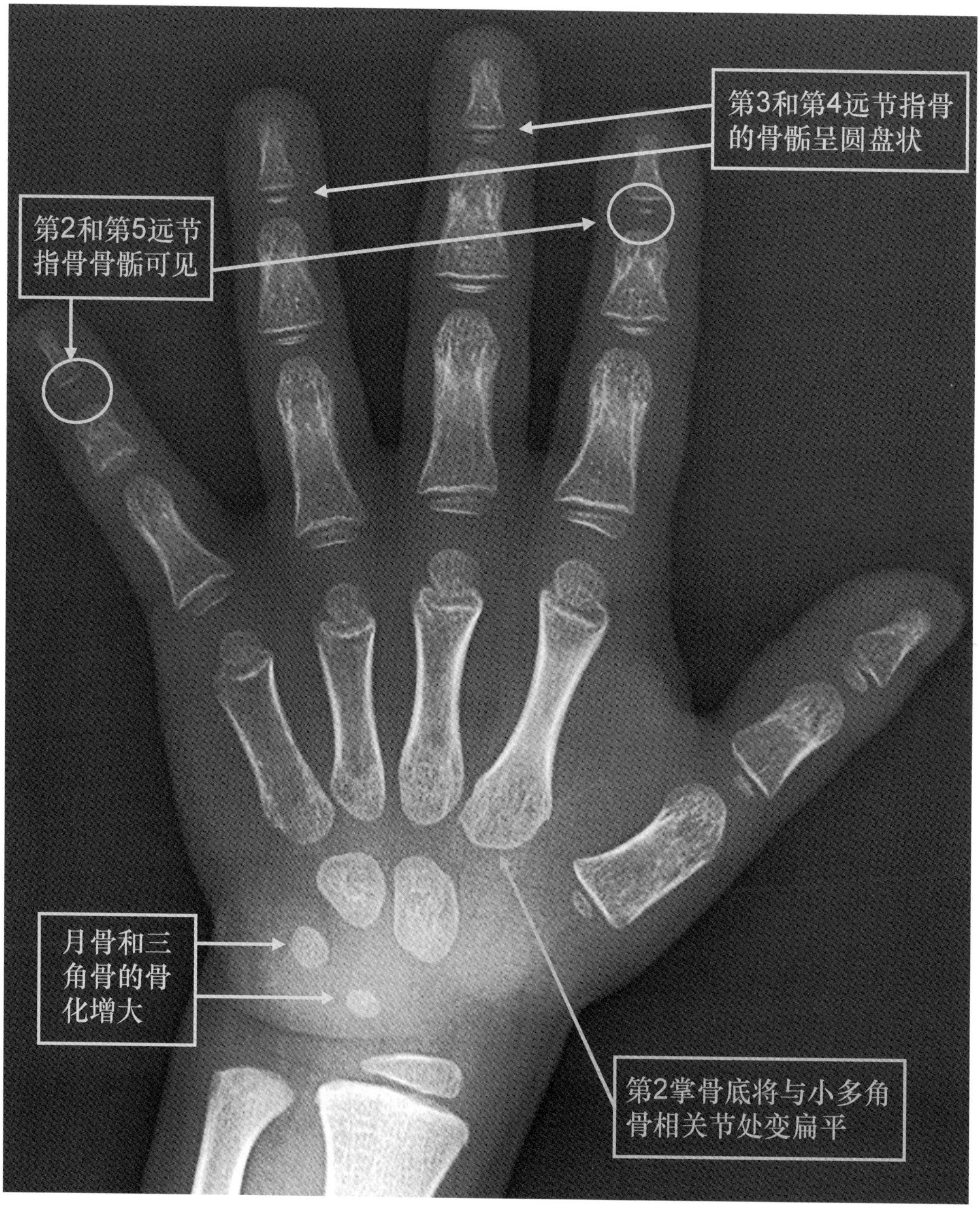
第3和第4远节指骨
的骨骺呈圆盘状
第2和第5远节
指骨骨骺可见
月骨和三
角骨的骨
化增大
第2掌骨底将与小多角
骨相关节处变扁平

男 **骨龄：3 岁 6 个月**

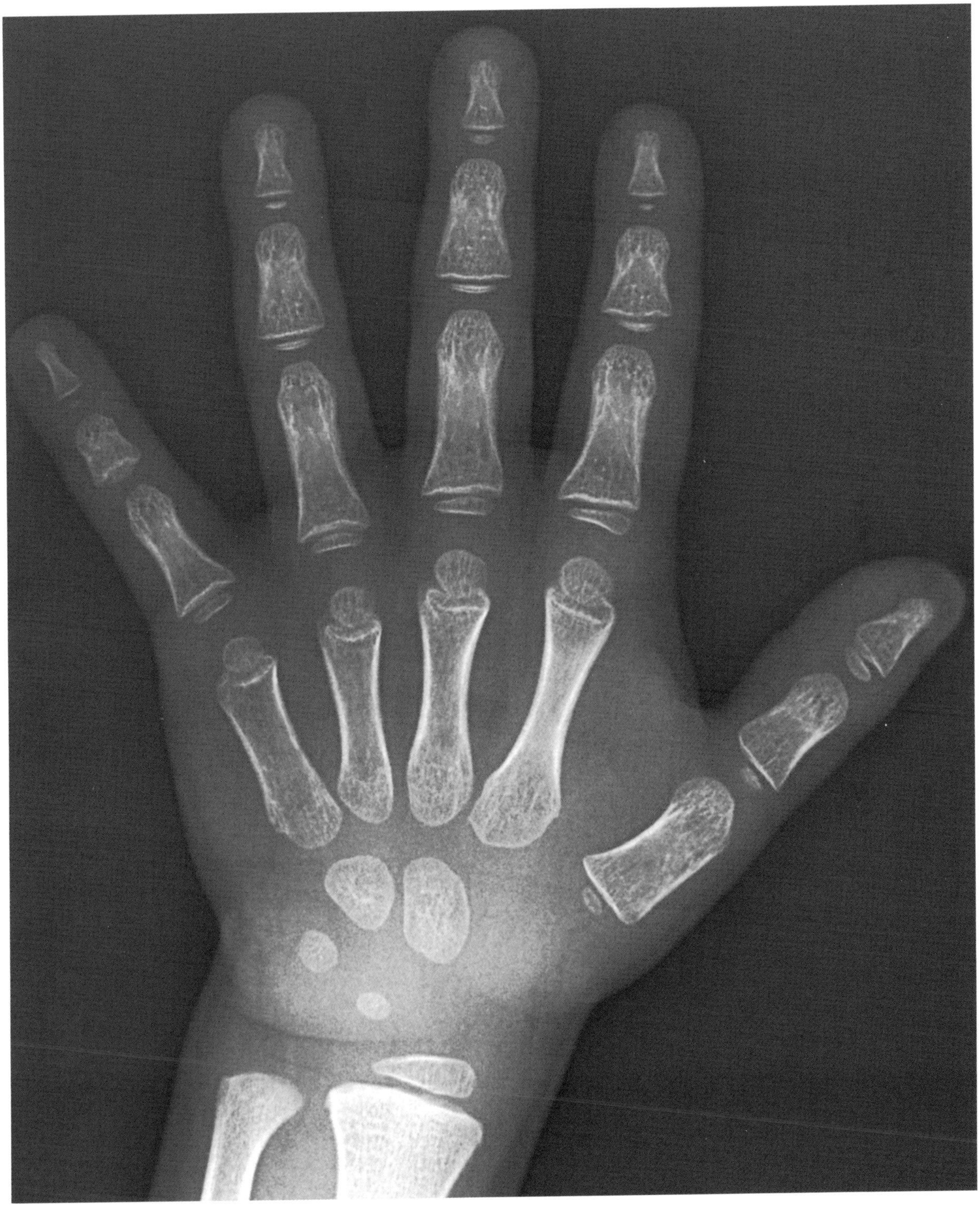

男

骨龄：4岁

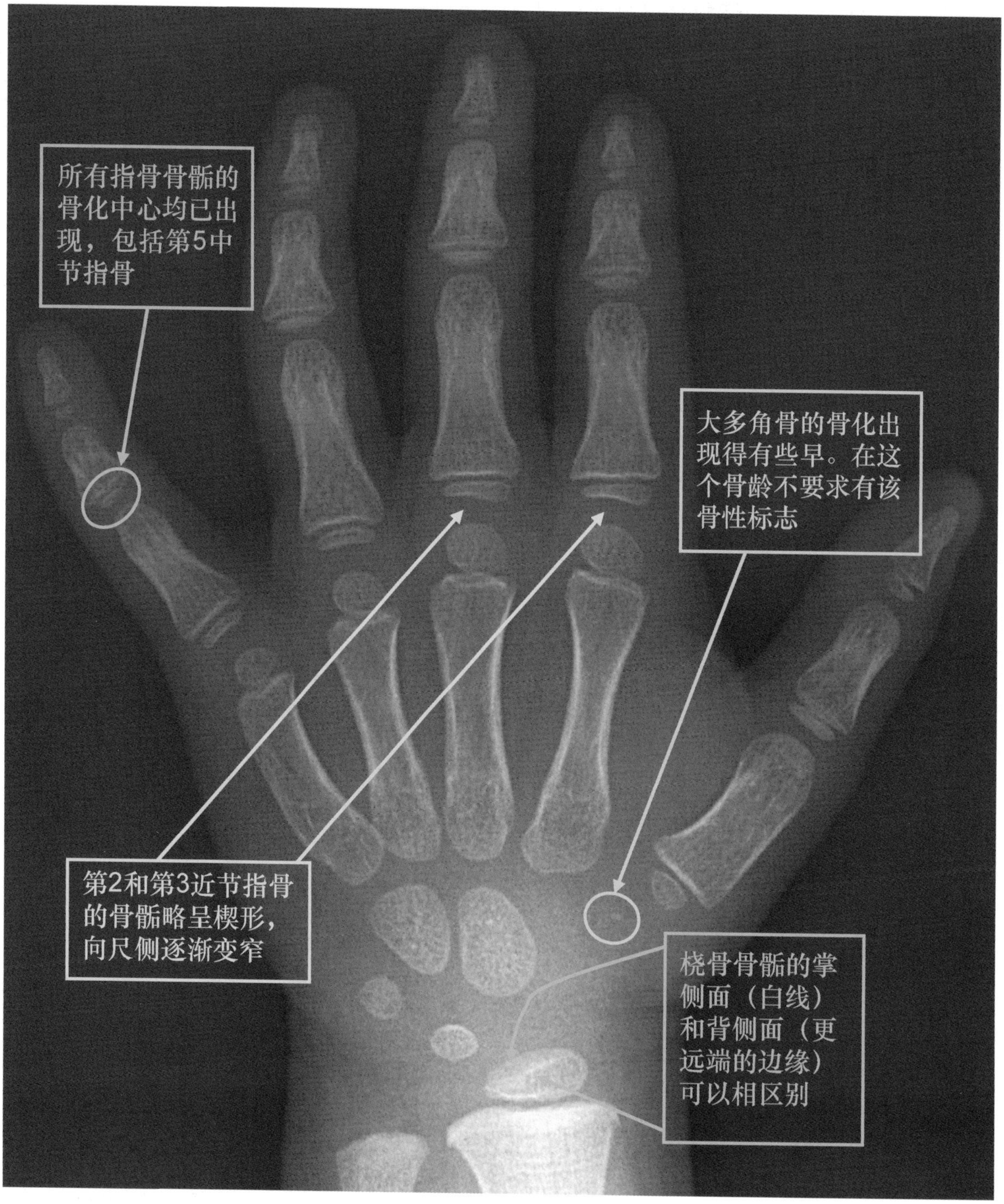
所有指骨骨骺的骨化中心均已出现，包括第5中节指骨
大多角骨的骨化出现得有些早。在这个骨龄不要求有该骨性标志
第2和第3近节指骨的骨骺略呈楔形，向尺侧逐渐变窄
桡骨骨骺的掌侧面（白线）和背侧面（更远端的边缘）可以相区别

男 **骨龄：4 岁**

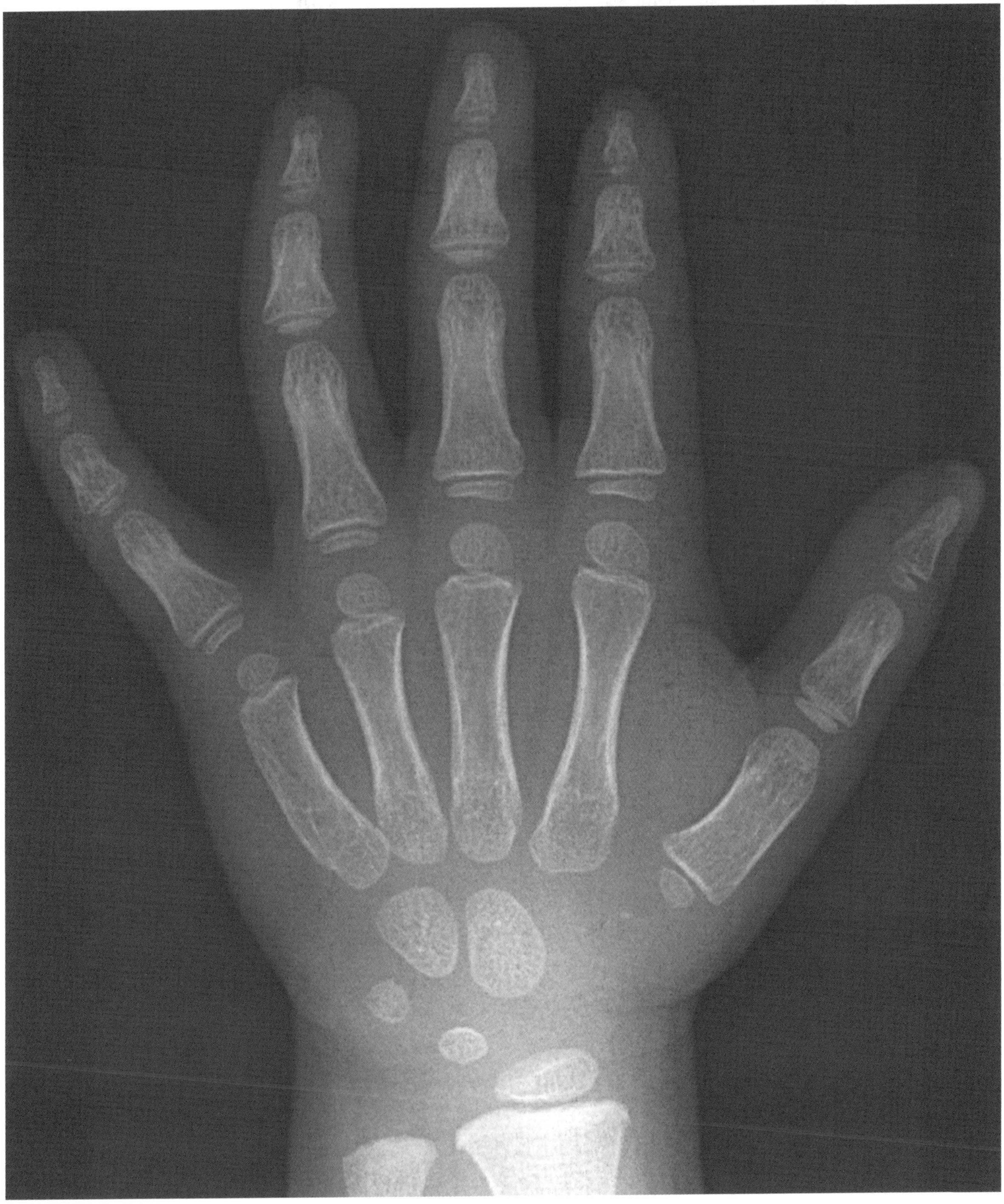

男　　　　**骨龄：4 岁 6 个月**

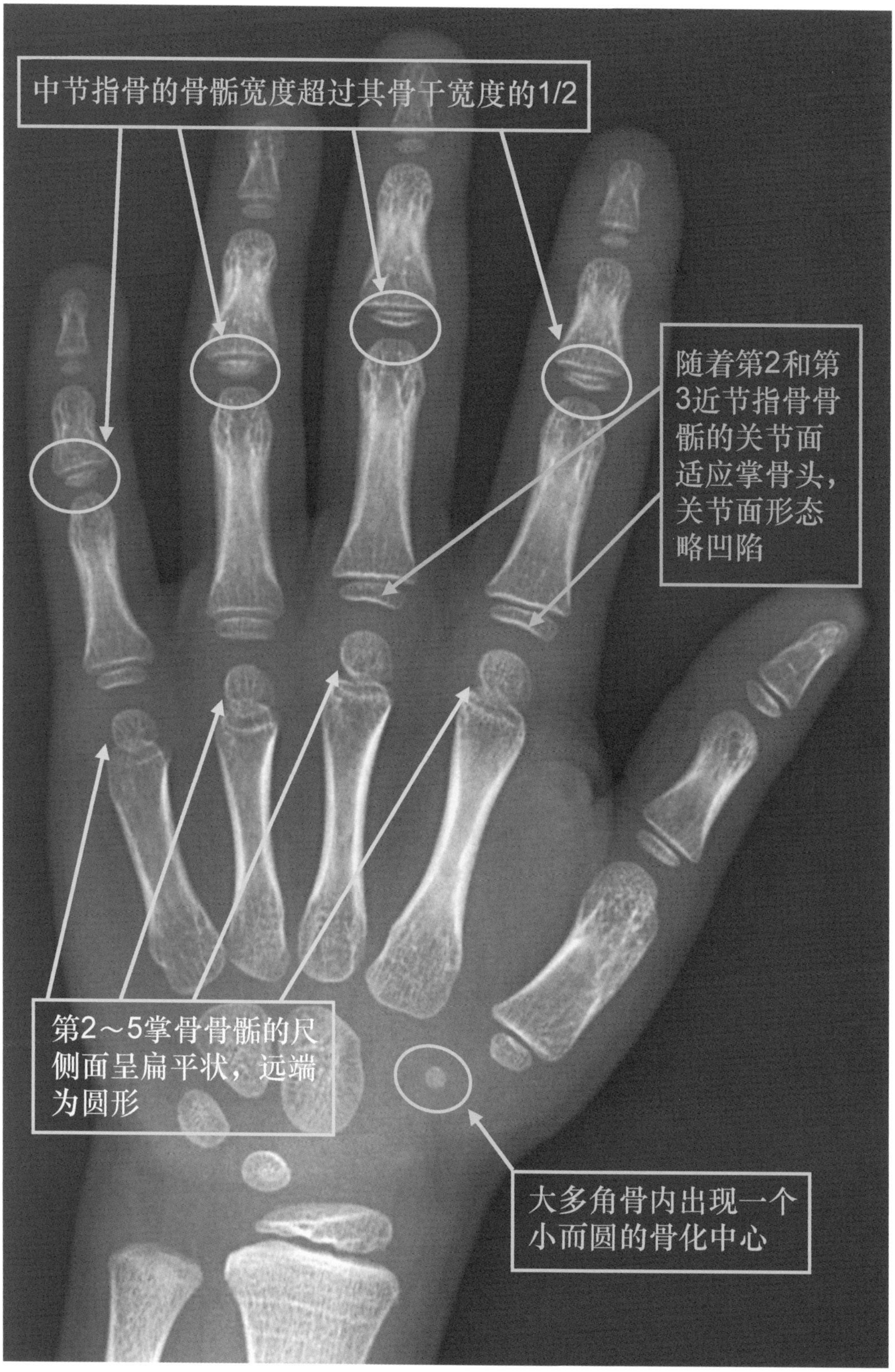
中节指骨的骨骺宽度超过其骨干宽度的1/2
随着第2和第3近节指骨骨骺的关节面适应掌骨头，关节面形态略凹陷
第2～5掌骨骨骺的尺侧面呈扁平状，远端为圆形
大多角骨内出现一个小而圆的骨化中心

男 **骨龄：4 岁 6 个月**

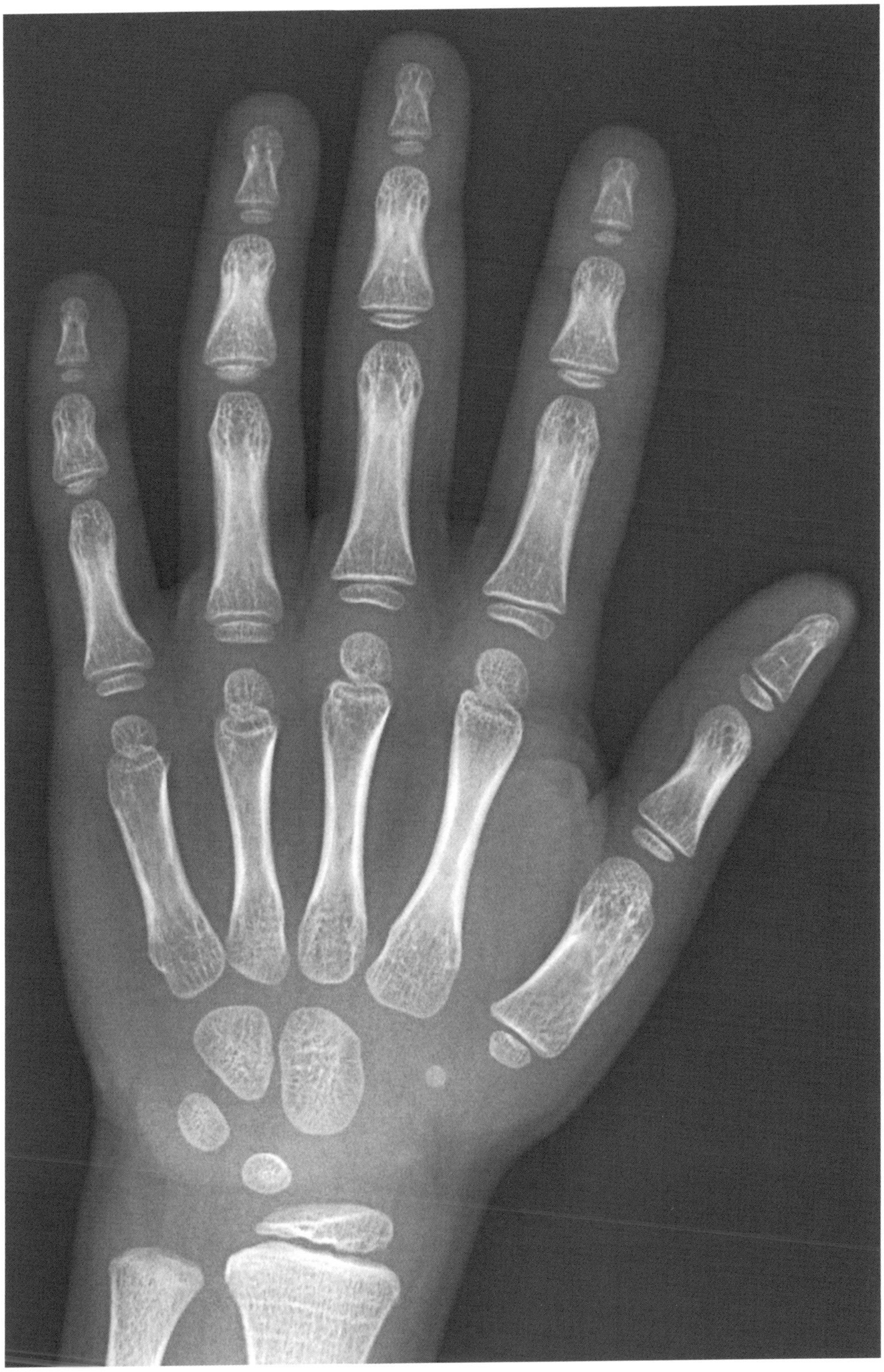

男

骨龄：5岁

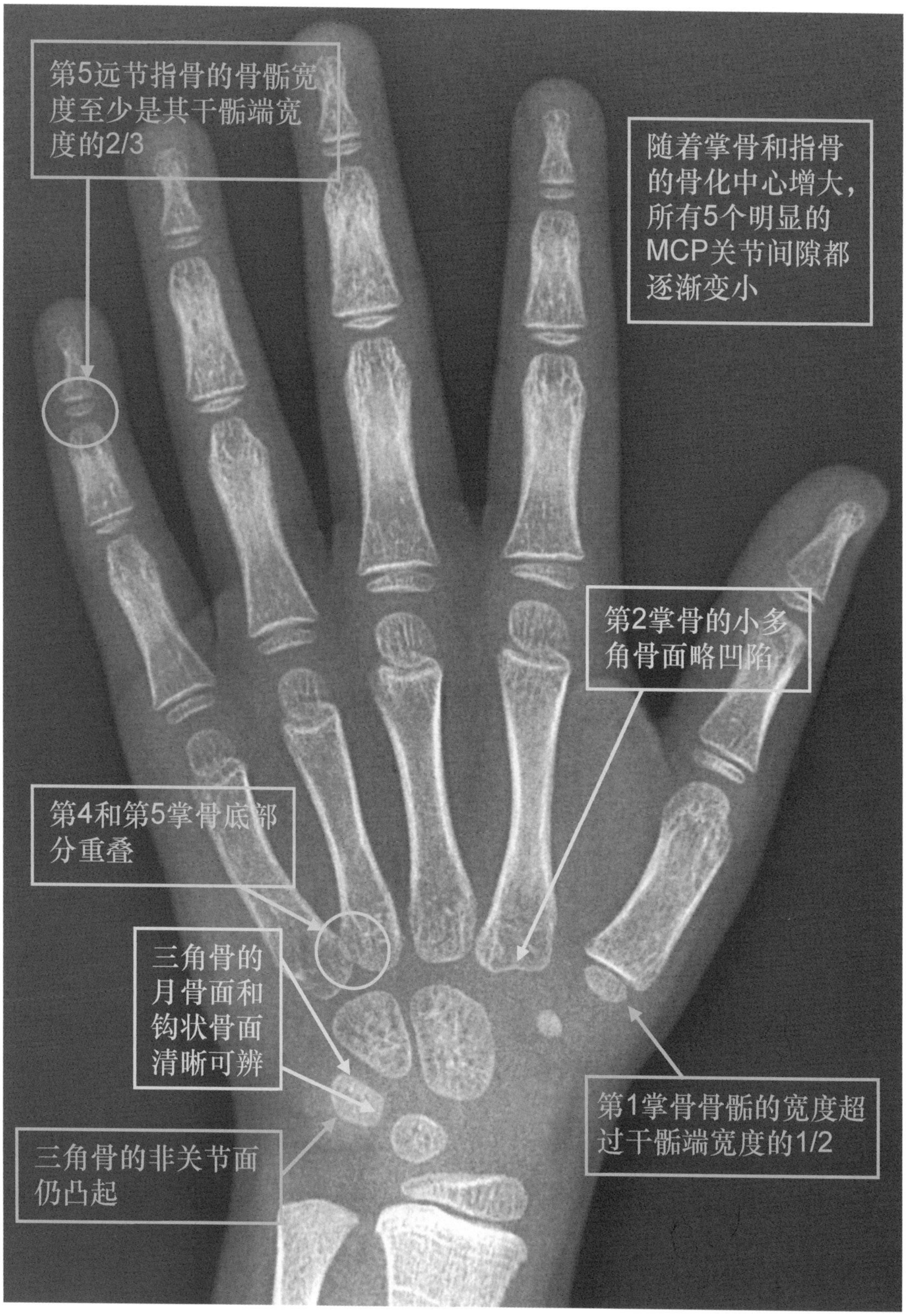

第5远节指骨的骨骺宽度至少是其干骺端宽度的2/3
随着掌骨和指骨的骨化中心增大，所有5个明显的MCP关节间隙都逐渐变小
第2掌骨的小多角骨面略凹陷
第4和第5掌骨底部分重叠
三角骨的月骨面和钩状骨面清晰可辨
第1掌骨骨骺的宽度超过干骺端宽度的1/2
三角骨的非关节面仍凸起

男

骨龄：5 岁

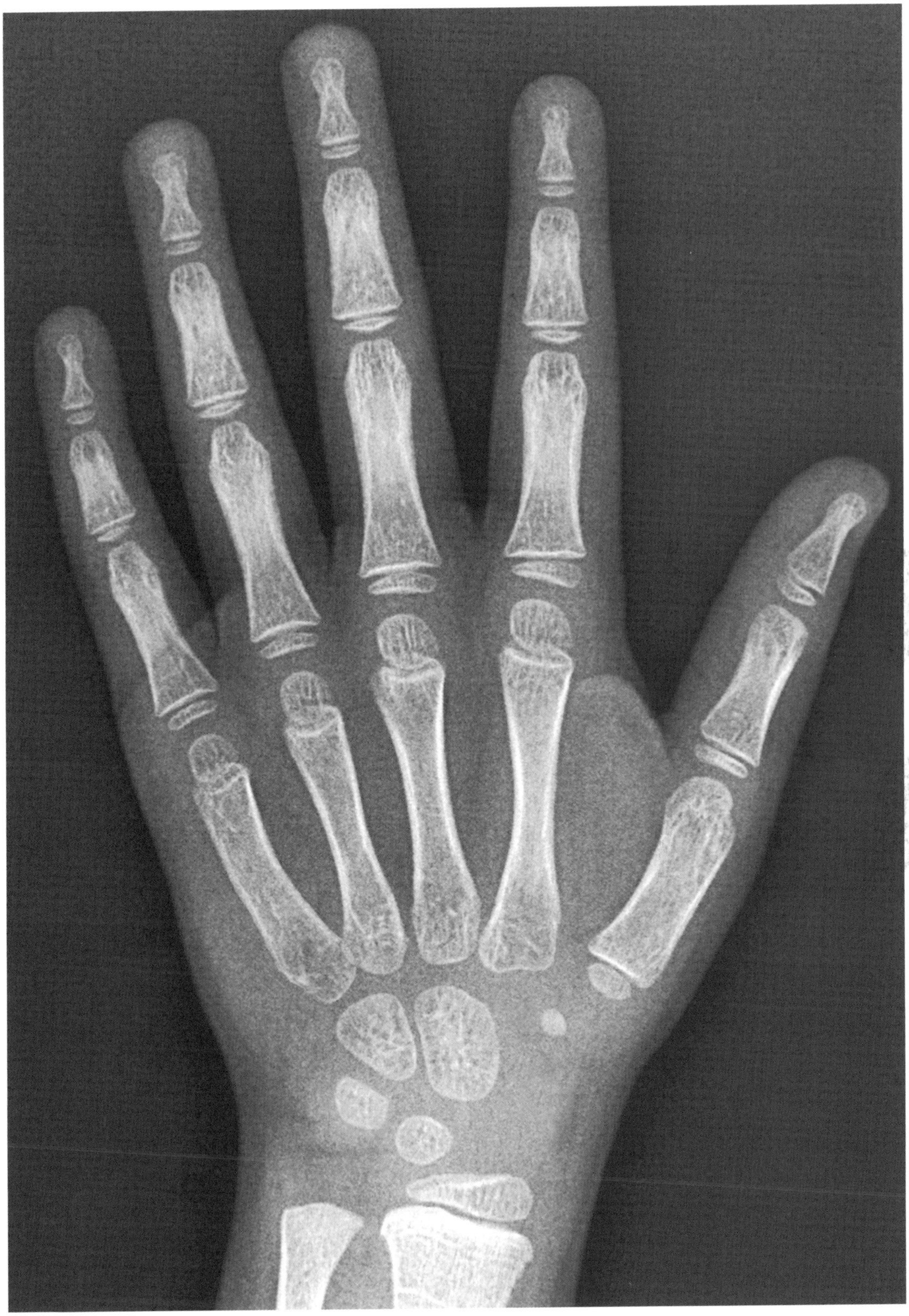

男

骨龄：6 岁

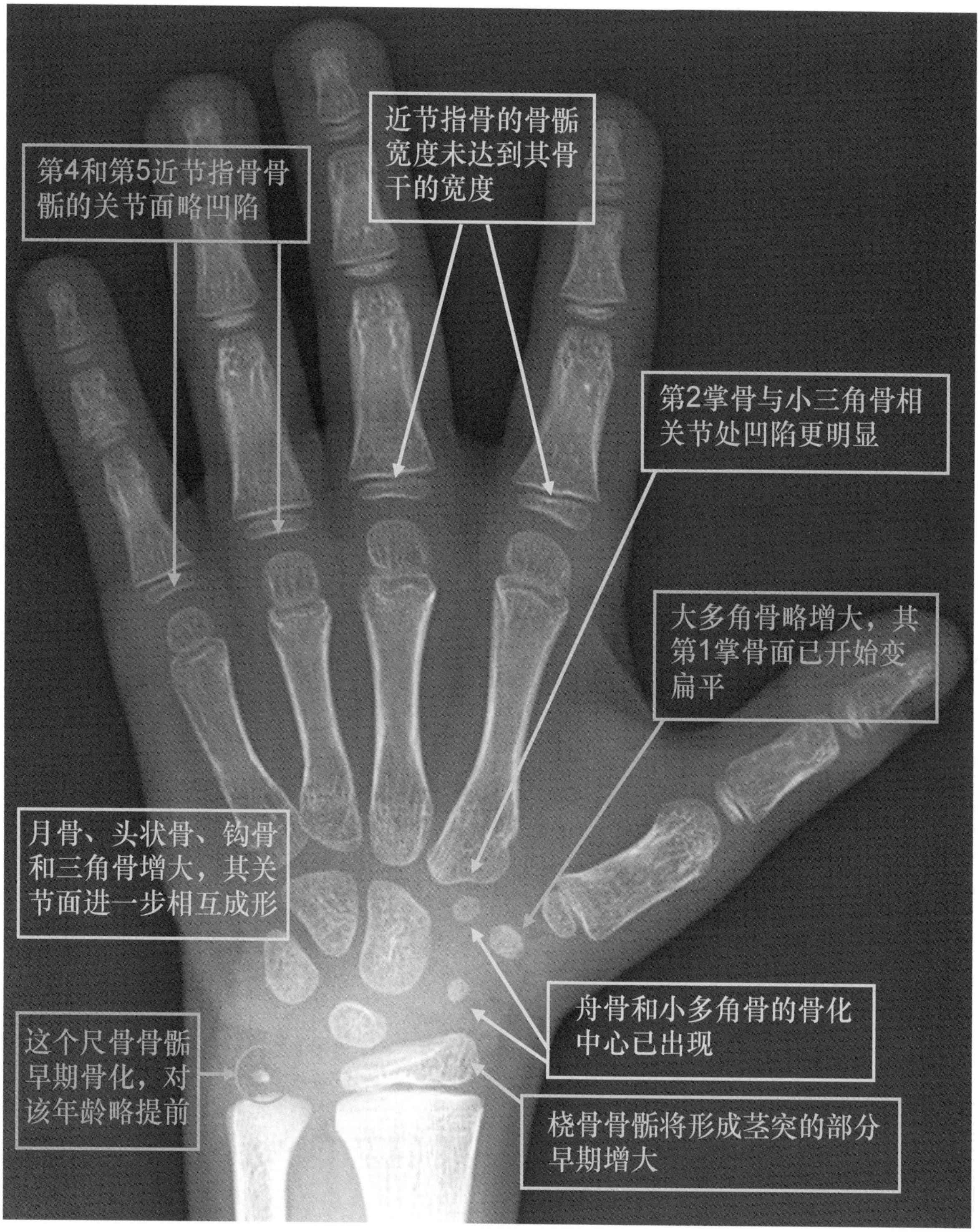
第4和第5近节指骨骨骺的关节面略凹陷
近节指骨的骨骺宽度未达到其骨干的宽度
第2掌骨与小三角骨相关节处凹陷更明显
大多角骨略增大，其第1掌骨面已开始变扁平
月骨、头状骨、钩骨和三角骨增大，其关节面进一步相互成形
舟骨和小多角骨的骨化中心已出现
这个尺骨骨骺早期骨化，对该年龄略提前
桡骨骨骺将形成茎突的部分早期增大

男

骨龄：6 岁

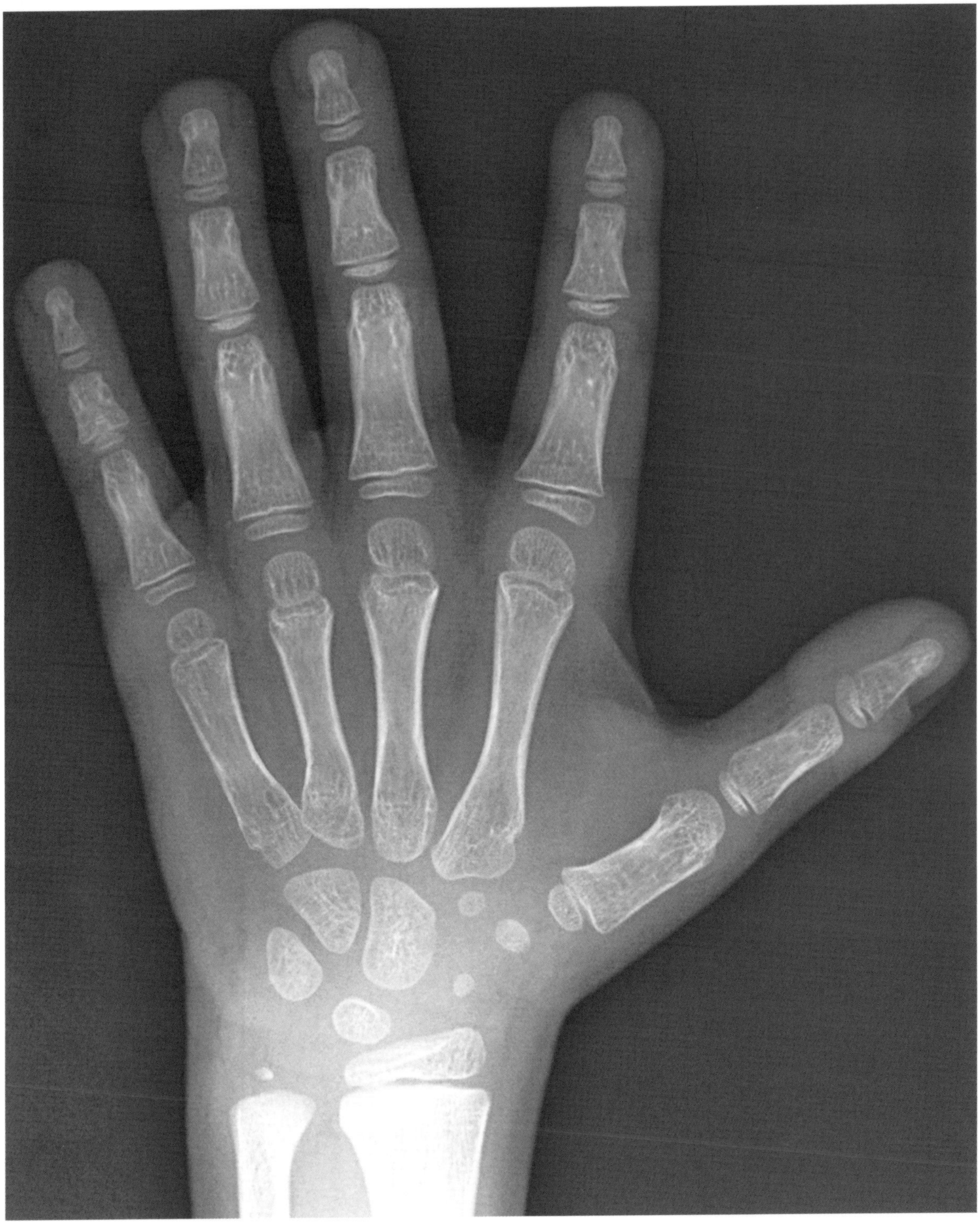

男

骨龄：7 岁

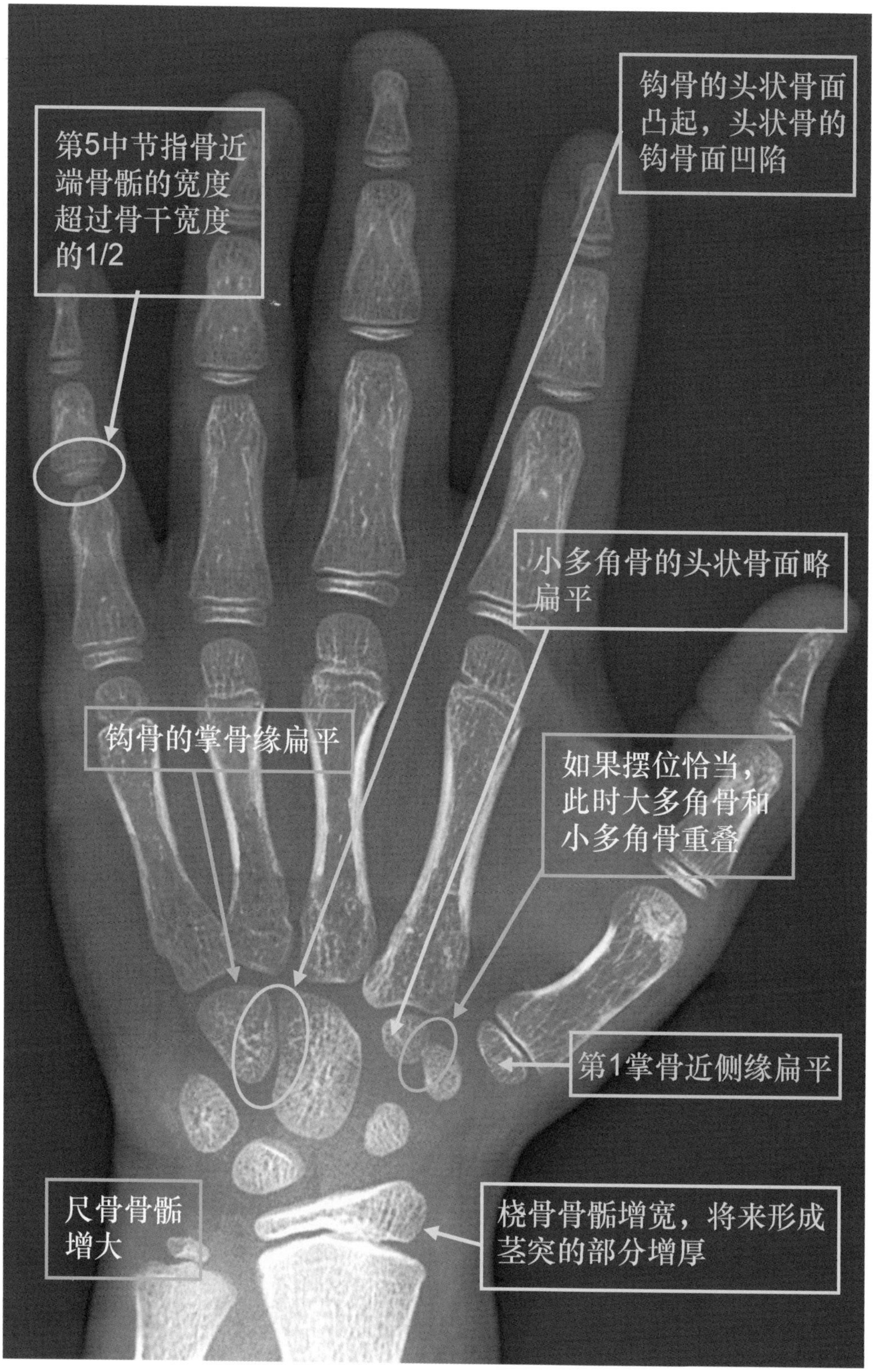
第5中节指骨近端骨骺的宽度超过骨干宽度的1/2
钩骨的头状骨面凸起，头状骨的钩骨面凹陷
小多角骨的头状骨面略扁平
钩骨的掌骨缘扁平
如果摆位恰当，此时大多角骨和小多角骨重叠
第1掌骨近侧缘扁平
尺骨骨骺增大
桡骨骨骺增宽，将来形成茎突的部分增厚

男

骨龄：7 岁

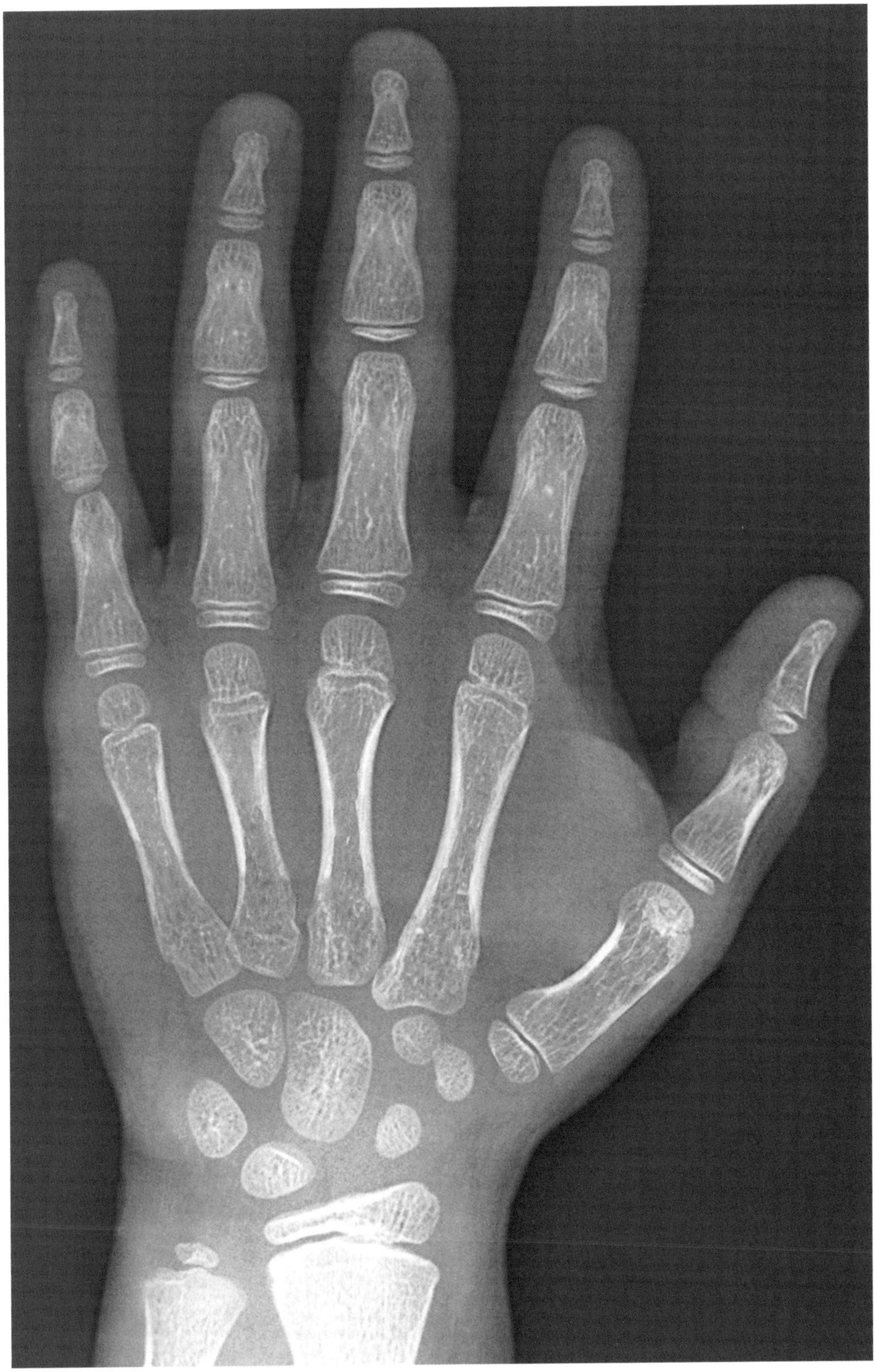

男

骨龄：8 岁

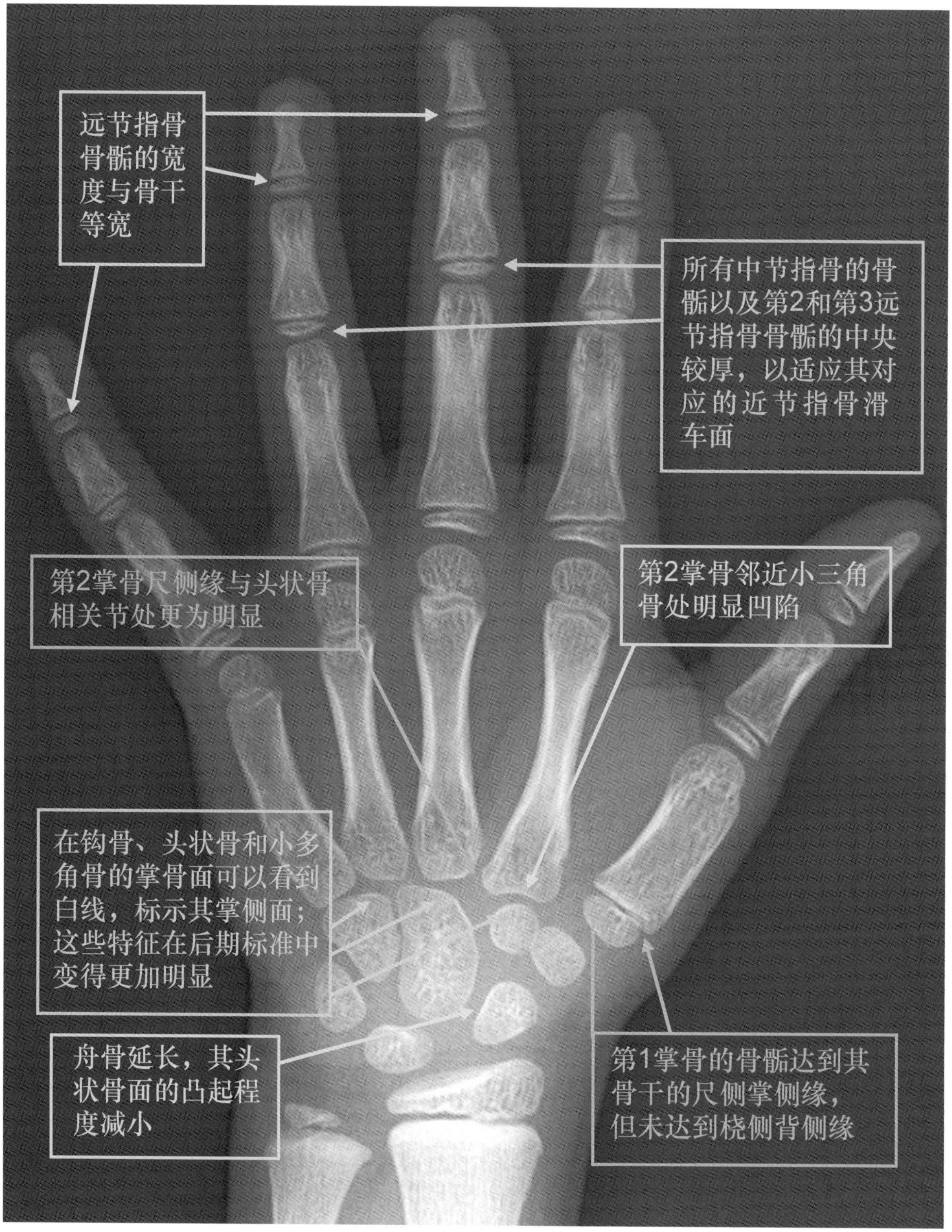
远节指骨骨骺的宽度与骨干等宽
所有中节指骨的骨骺以及第2和第3远节指骨骨骺的中央较厚，以适应其对应的近节指骨滑车面
第2掌骨尺侧缘与头状骨相关节处更为明显
第2掌骨邻近小三角骨处明显凹陷
在钩骨、头状骨和小多角骨的掌骨面可以看到白线，标示其掌侧面；这些特征在后期标准中变得更加明显
舟骨延长，其头状骨面的凸起程度减小
第1掌骨的骨骺达到其骨干的尺侧掌侧缘，但未达到桡侧背侧缘

男 骨龄：8 岁

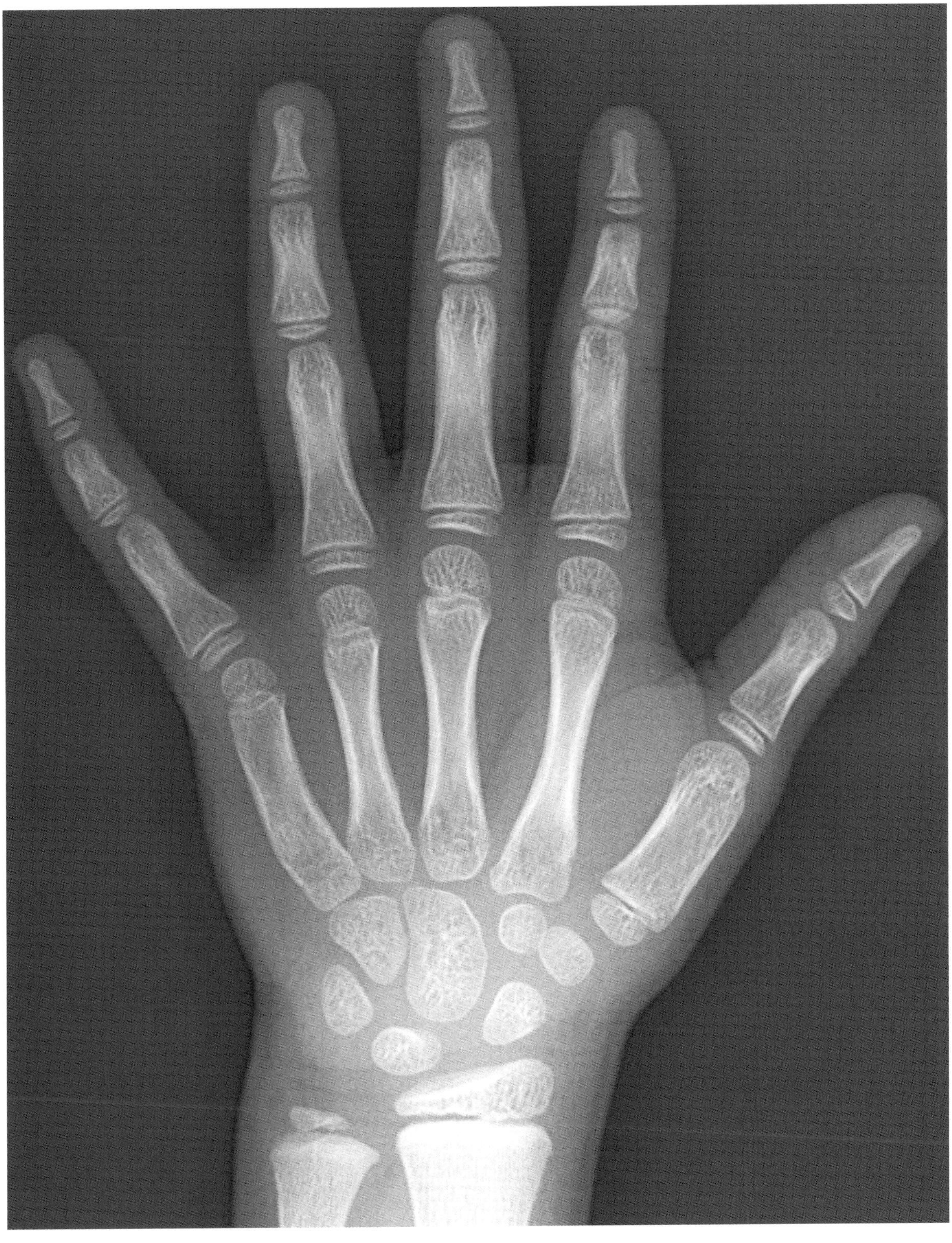

男

骨龄：9 岁

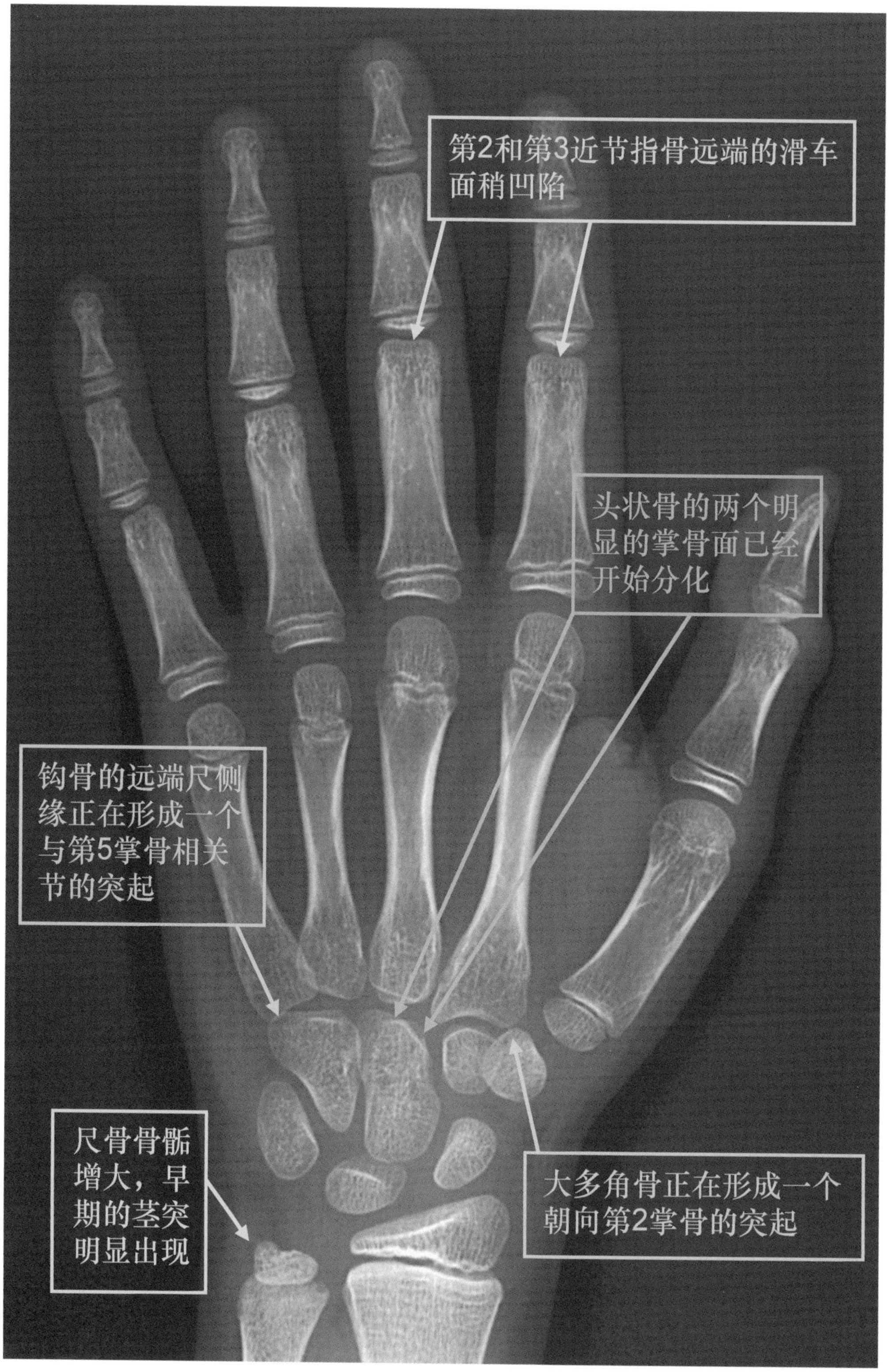
第2和第3近节指骨远端的滑车面稍凹陷
头状骨的两个明显的掌骨面已经开始分化
钩骨的远端尺侧缘正在形成一个与第5掌骨相关节的突起
尺骨骨骺增大，早期的茎突明显出现
大多角骨正在形成一个朝向第2掌骨的突起

男 **骨龄：9 岁**

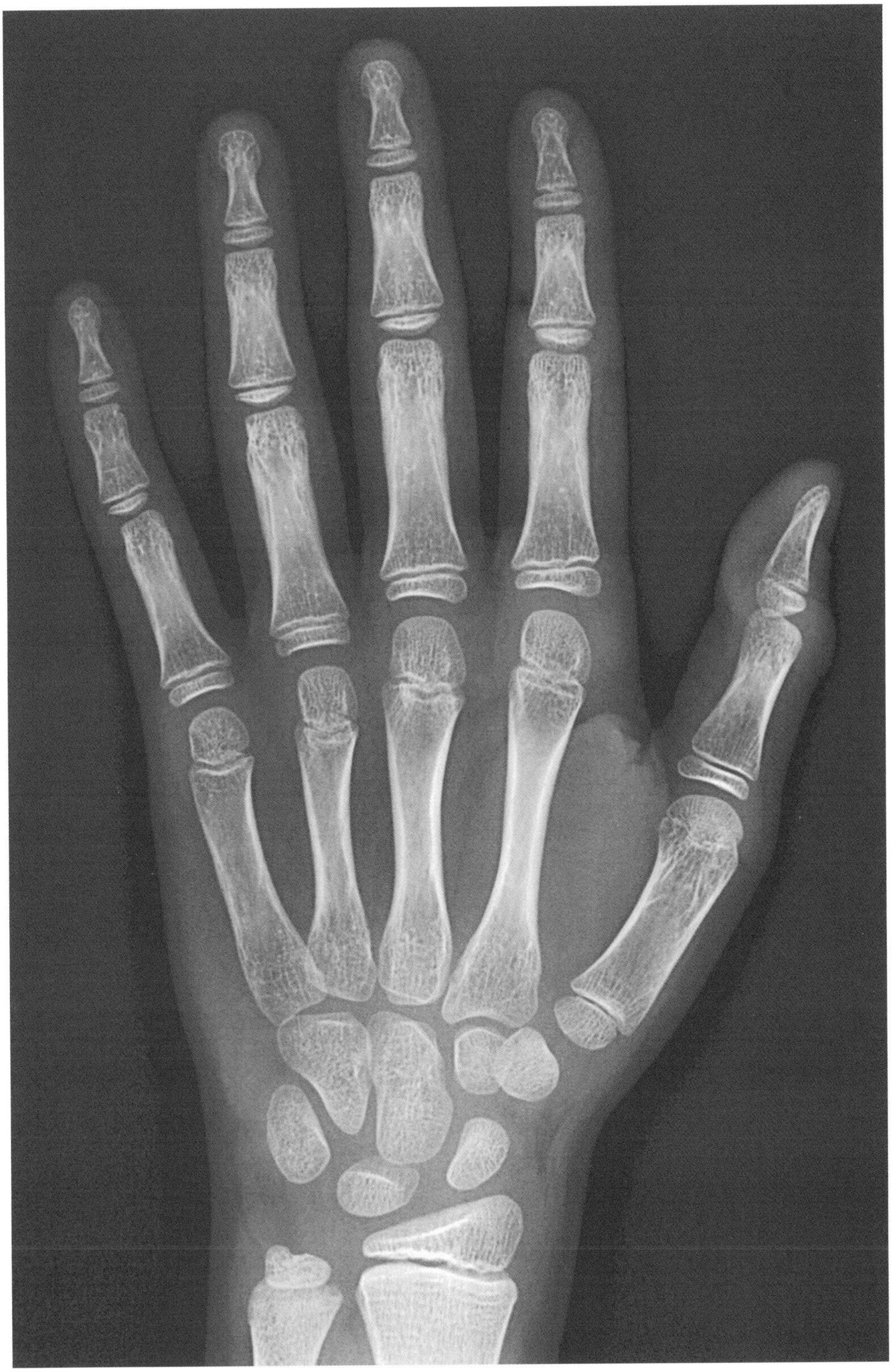

男

骨龄：10 岁

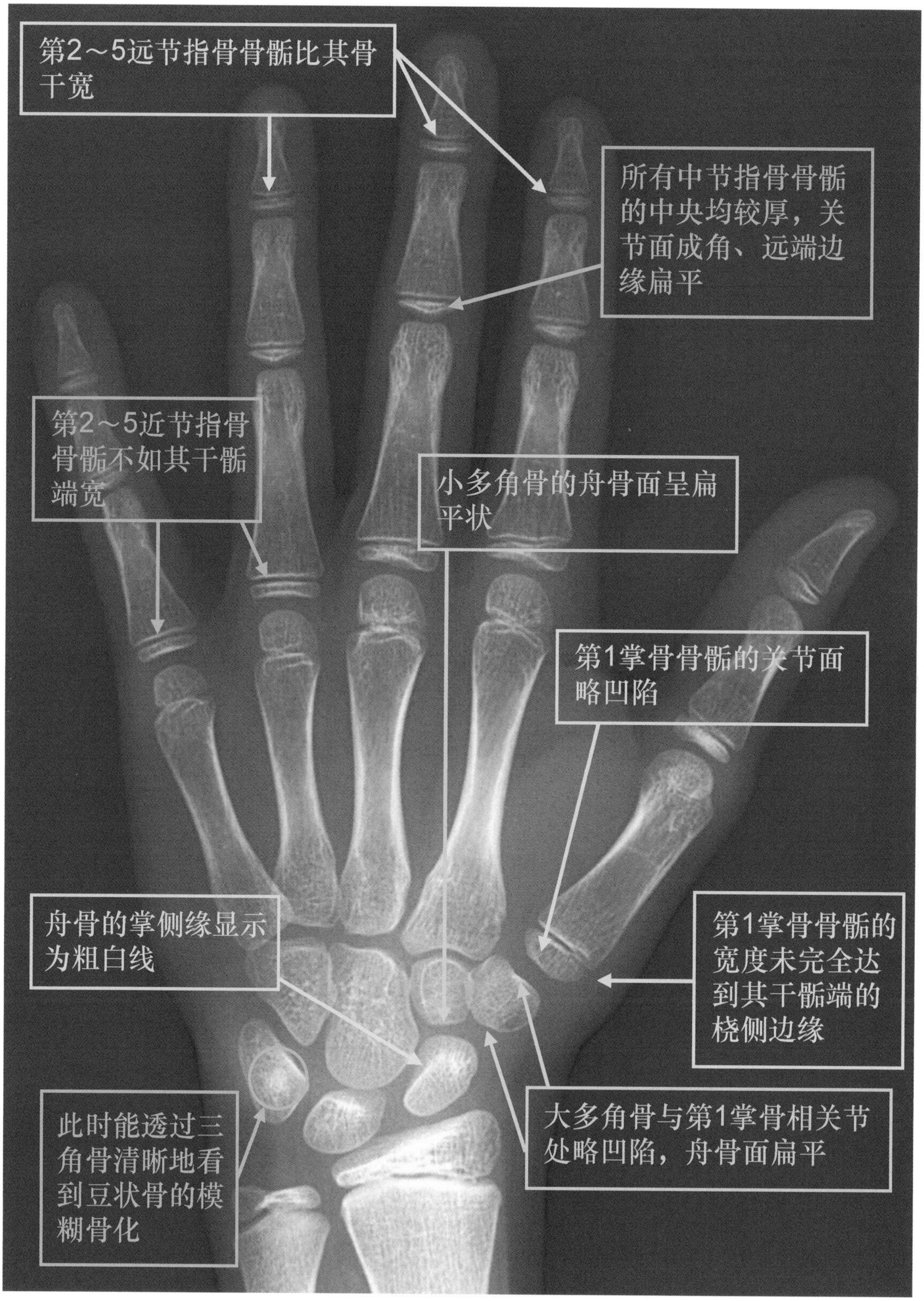
第2～5远节指骨骨骺比其骨干宽
所有中节指骨骨骺的中央均较厚，关节面成角、远端边缘扁平
第2～5近节指骨骨骺不如其干骺端宽
小多角骨的舟骨面呈扁平状
第1掌骨骨骺的关节面略凹陷
舟骨的掌侧缘显示为粗白线
第1掌骨骨骺的宽度未完全达到其干骺端的桡侧边缘
此时能透过三角骨清晰地看到豆状骨的模糊骨化
大多角骨与第1掌骨相关节处略凹陷，舟骨面扁平

男

骨龄：10 岁

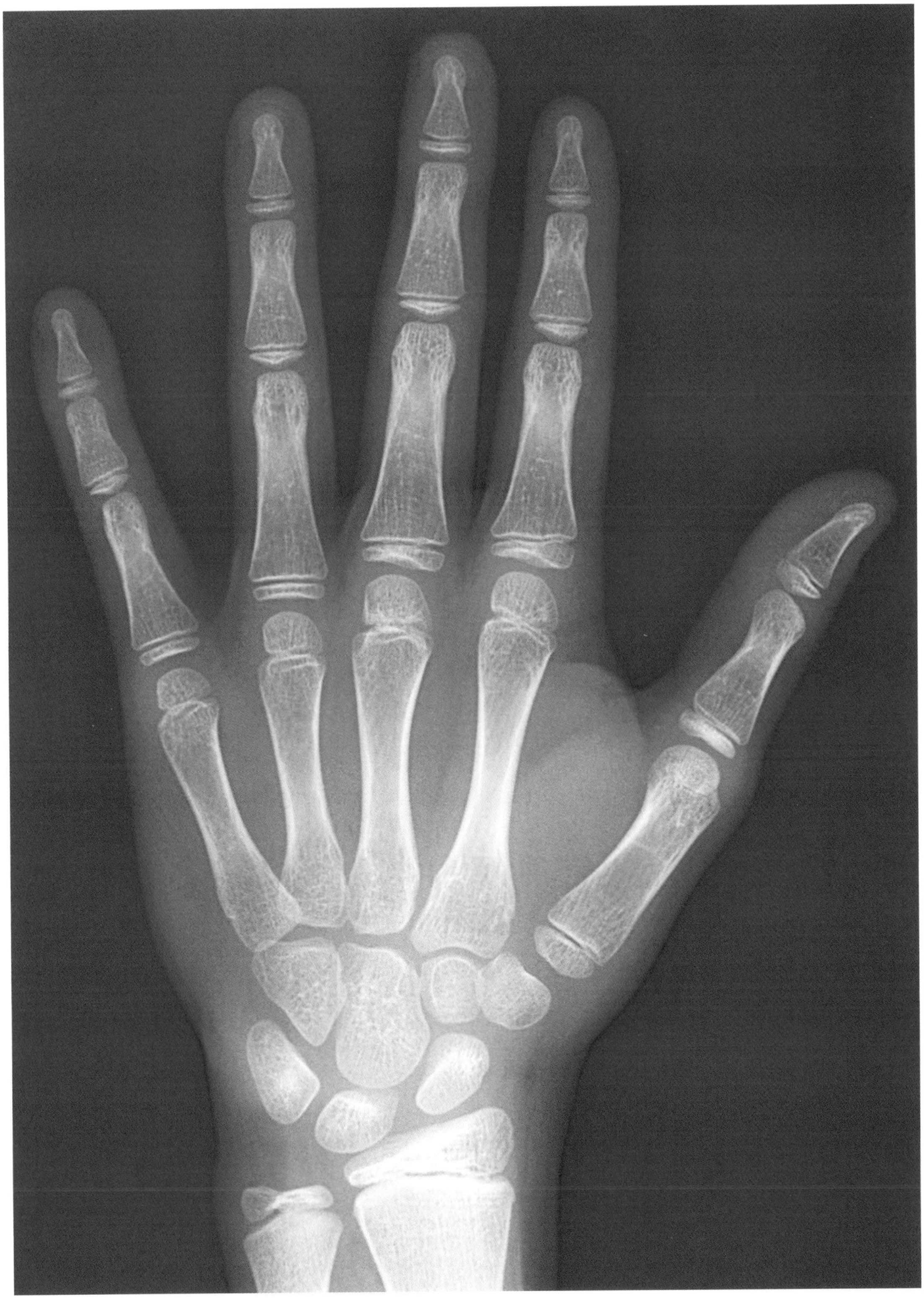

男　　　　骨龄：11 岁

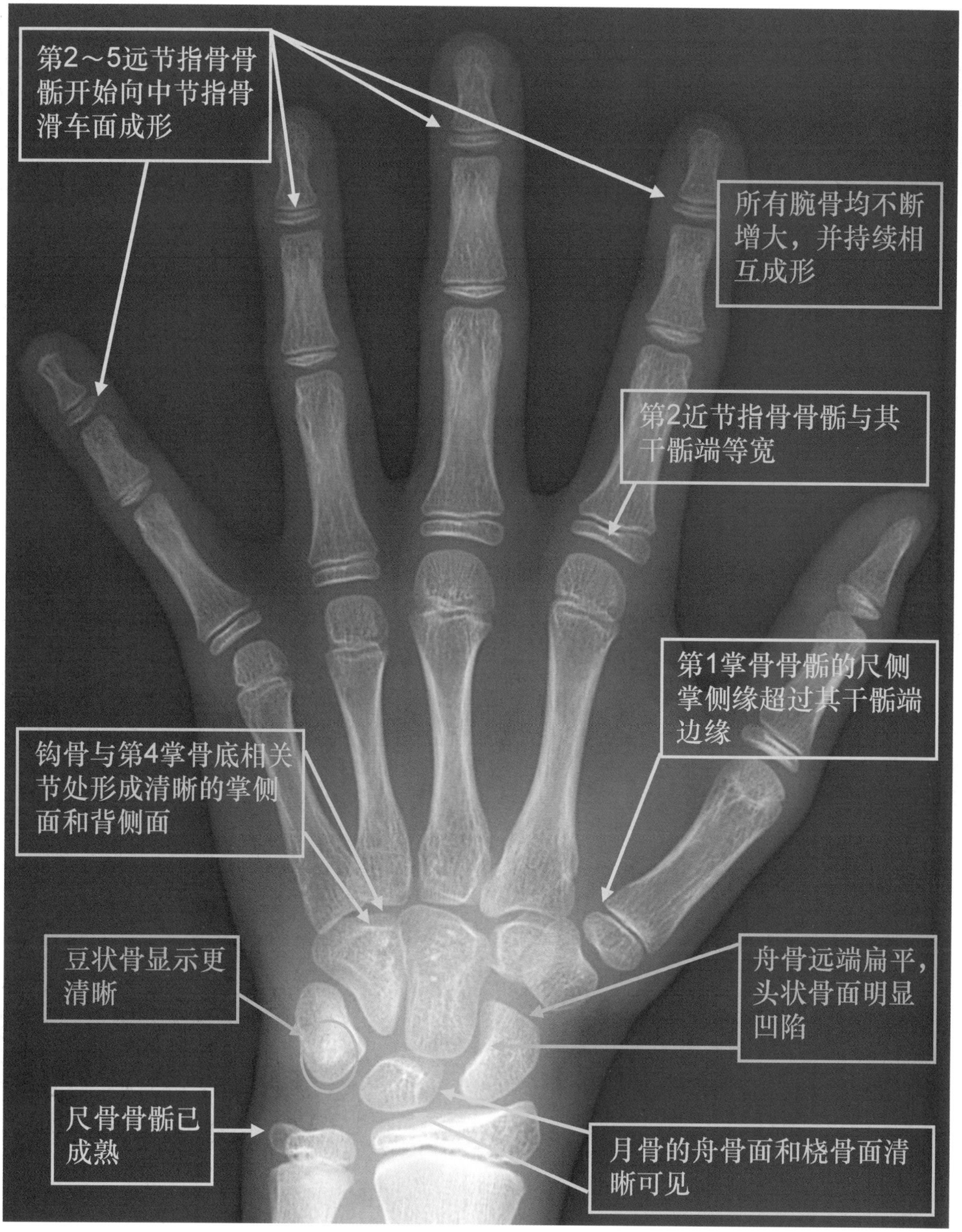
第2～5远节指骨骨骺开始向中节指骨滑车面成形
所有腕骨均不断增大，并持续相互成形
第2近节指骨骨骺与其干骺端等宽
第1掌骨骨骺的尺侧掌侧缘超过其干骺端边缘
钩骨与第4掌骨底相关节处形成清晰的掌侧面和背侧面
豆状骨显示更清晰
舟骨远端扁平，头状骨面明显凹陷
尺骨骨骺已成熟
月骨的舟骨面和桡骨面清晰可见

男 **骨龄：11 岁**

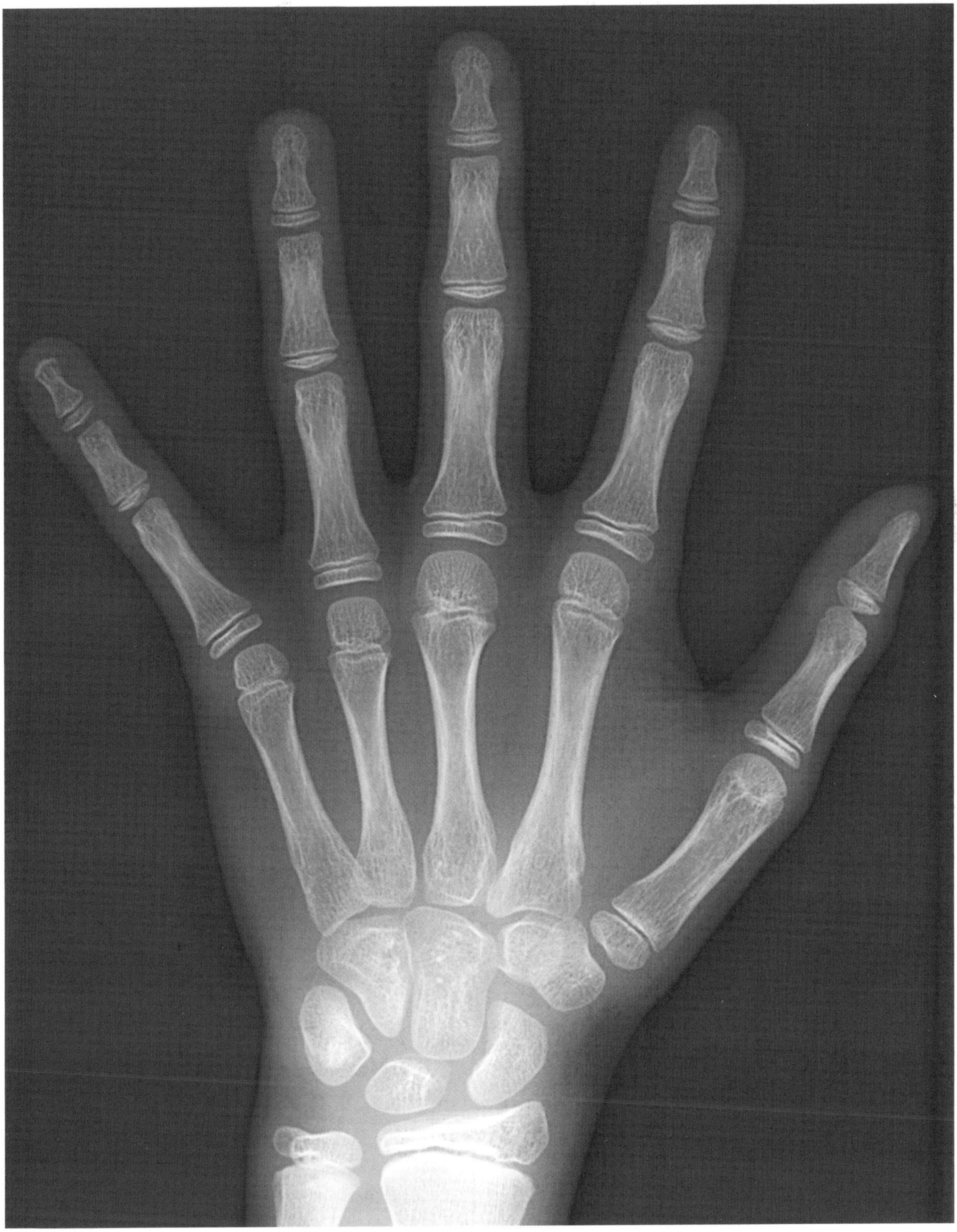

男

骨龄：11 岁 6 个月

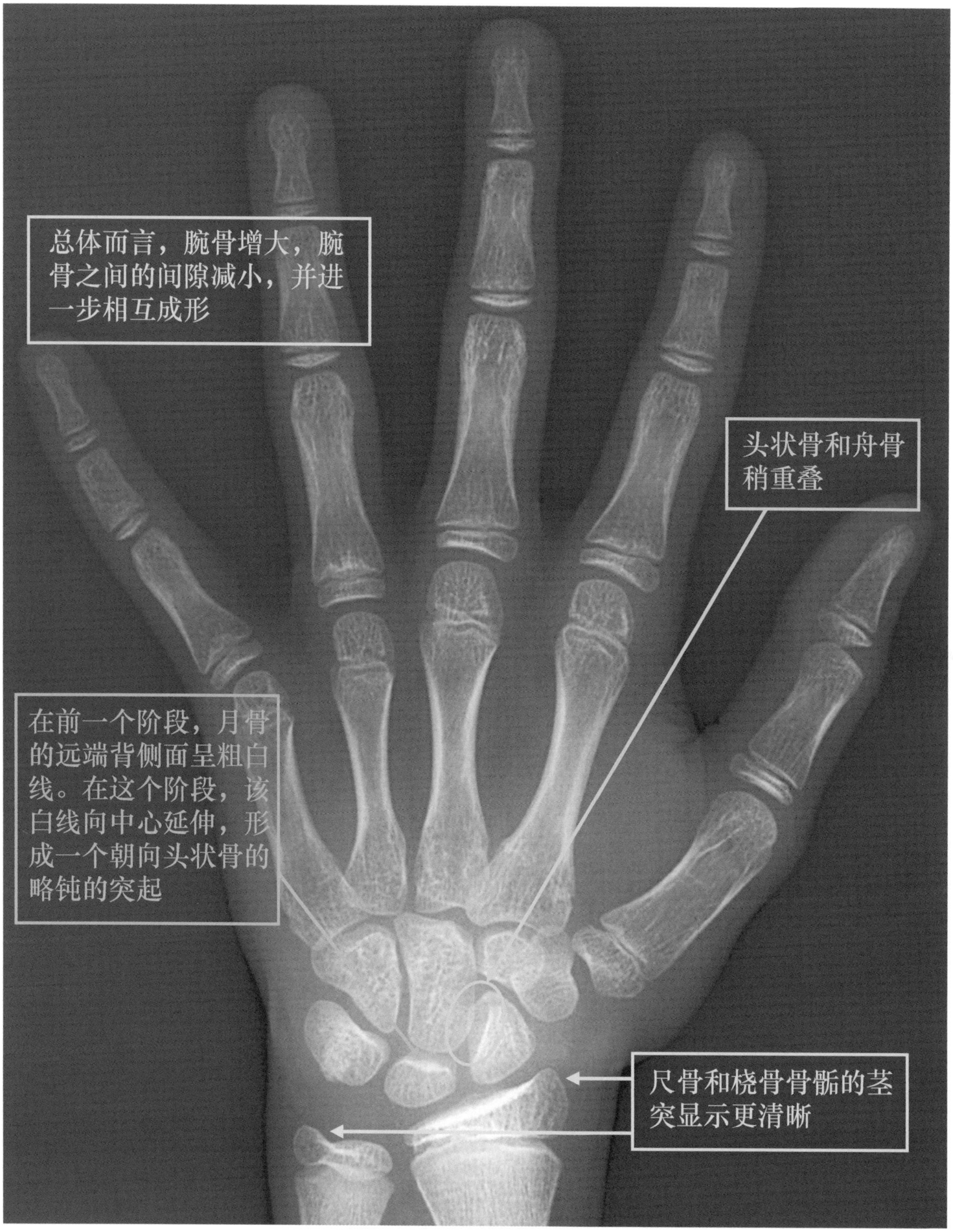
总体而言，腕骨增大，腕骨之间的间隙减小，并进一步相互成形
头状骨和舟骨稍重叠
在前一个阶段，月骨的远端背侧面呈粗白线。在这个阶段，该白线向中心延伸，形成一个朝向头状骨的略钝的突起
尺骨和桡骨骨骺的茎突显示更清晰

男

骨龄：11 岁 6 个月

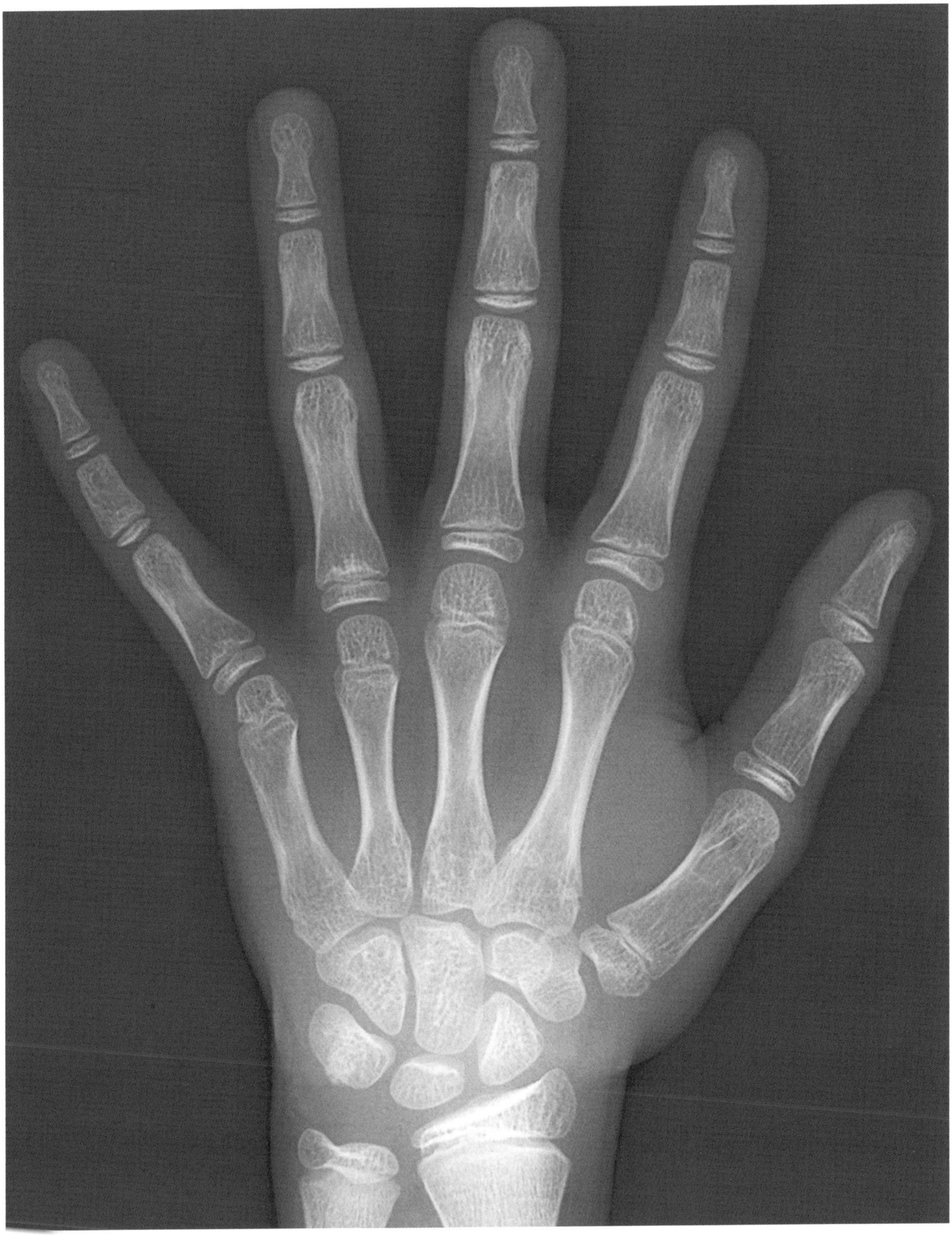

男

骨龄：12 岁 6 个月

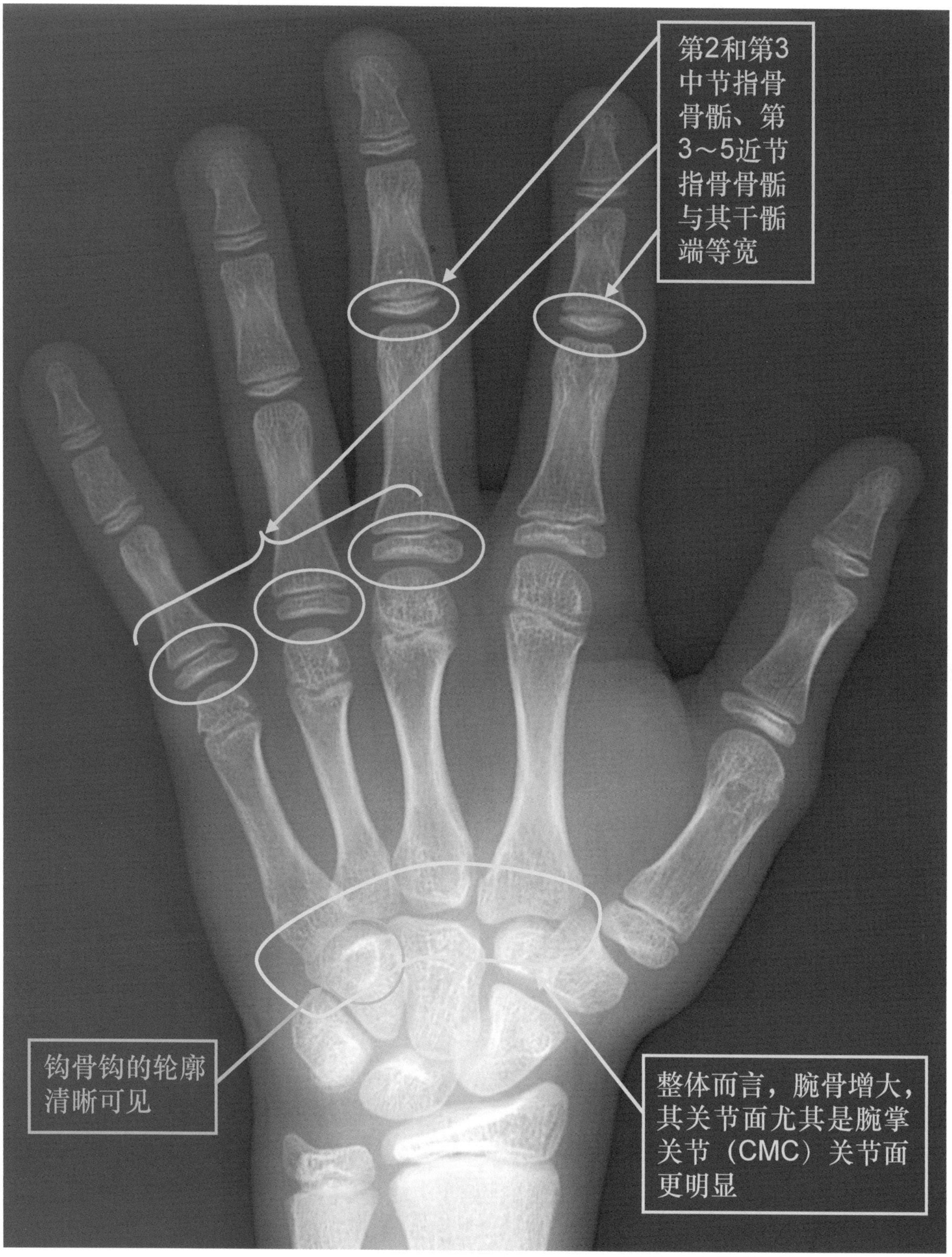
第2和第3
中节指骨
骨骺、第
3～5近节
指骨骨骺
与其干骺
端等宽
钩骨钩的轮廓
清晰可见
整体而言，腕骨增大，
其关节面尤其是腕掌
关节（CMC）关节面
更明显

男 **骨龄：12 岁 6 个月**

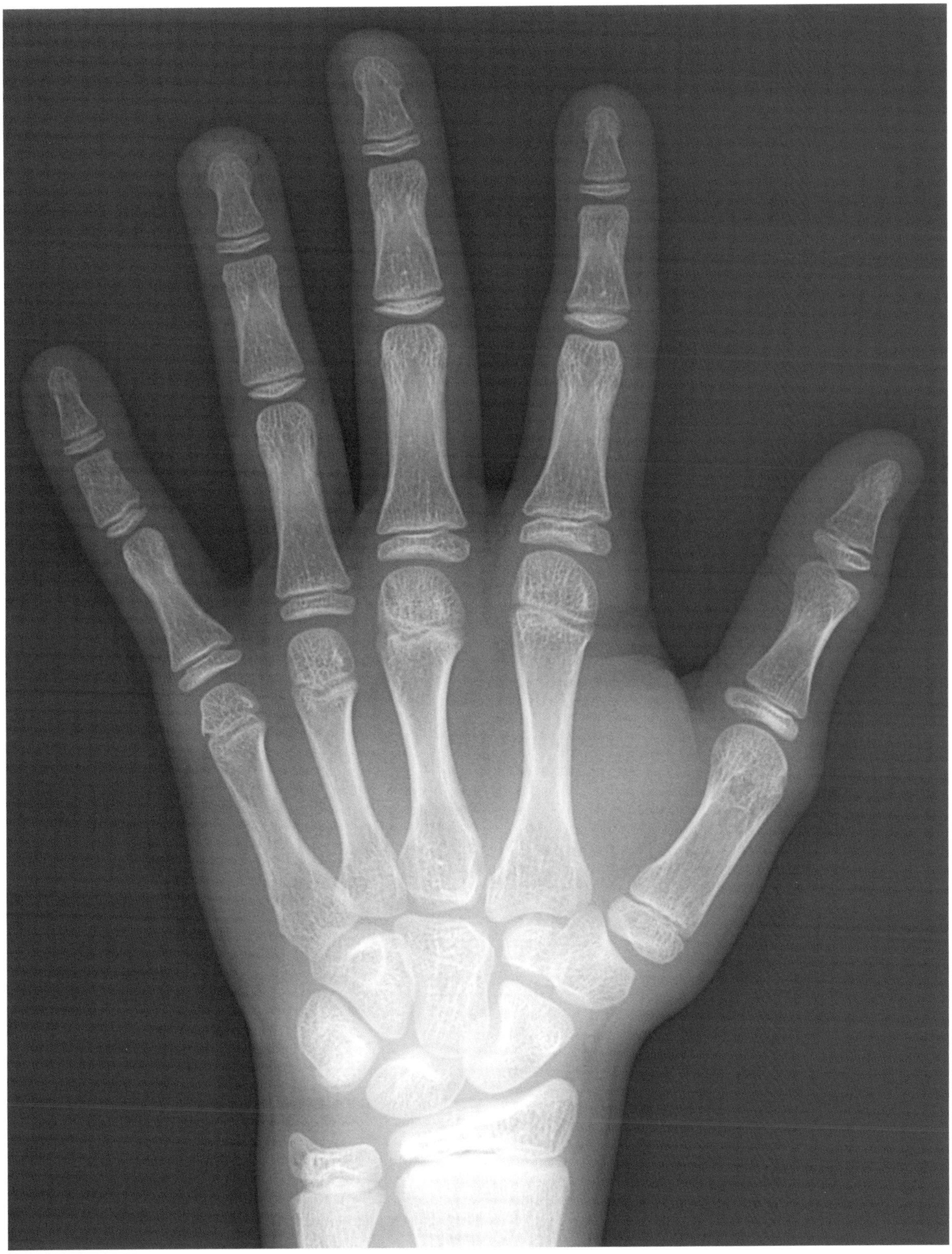

男

骨龄：13 岁

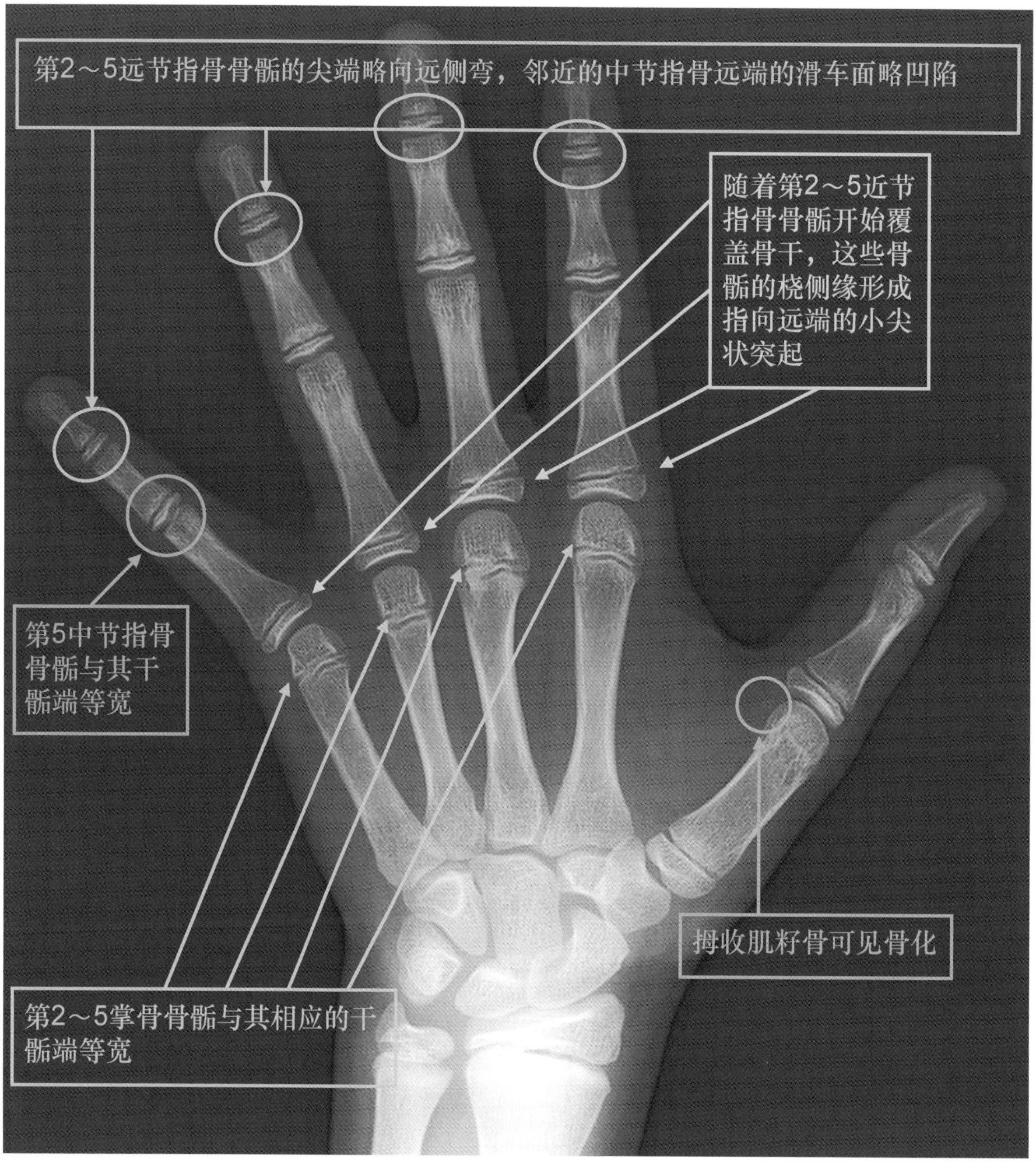
第2～5远节指骨骨骺的尖端略向远侧弯，邻近的中节指骨远端的滑车面略凹陷
随着第2～5近节指骨骨骺开始覆盖骨干，这些骨骺的桡侧缘形成指向远端的小尖状突起
第5中节指骨骨骺与其干骺端等宽
拇收肌籽骨可见骨化
第2～5掌骨骨骺与其相应的干骺端等宽

男

骨龄：13 岁

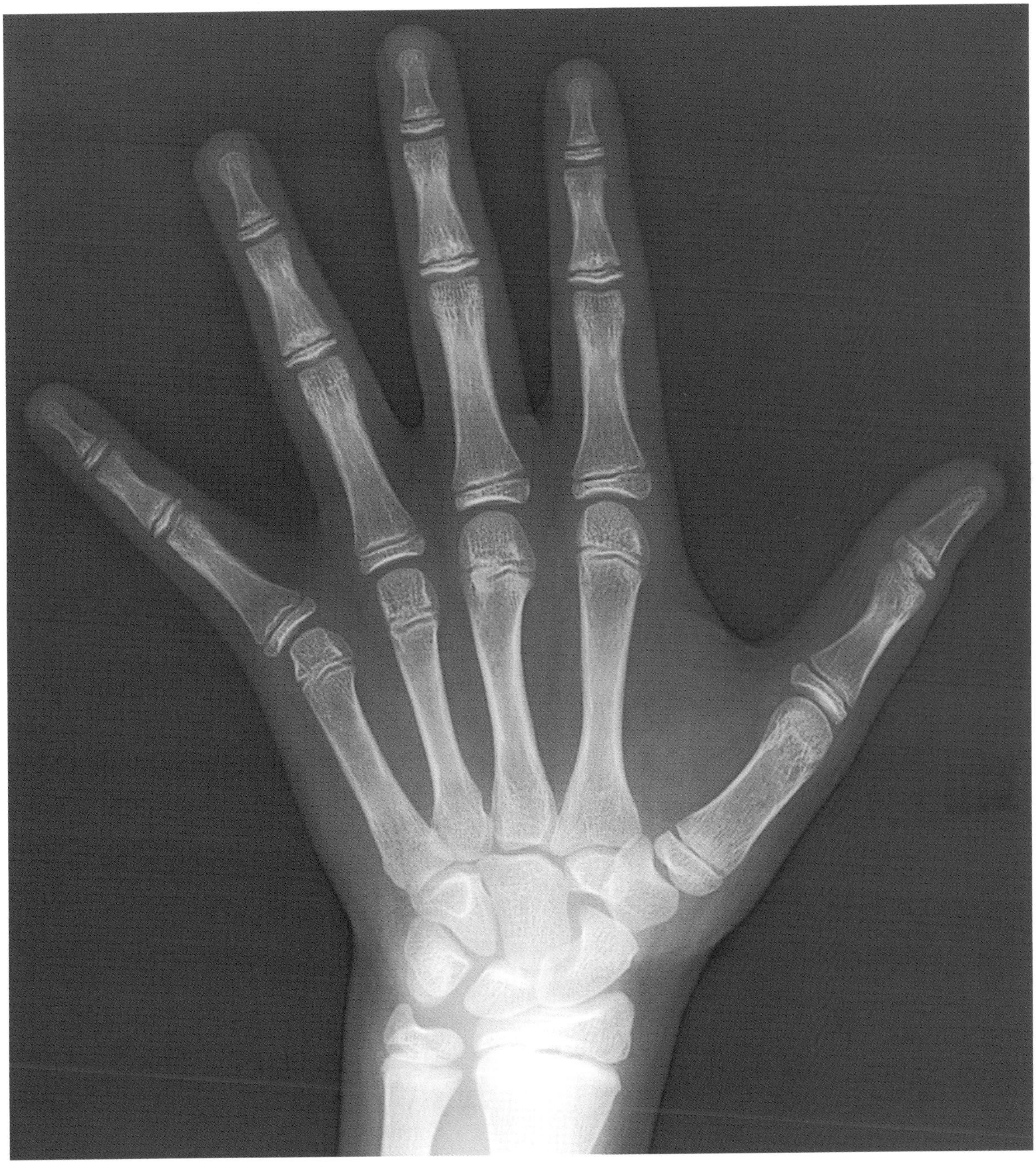

男

骨龄：13 岁 6 个月

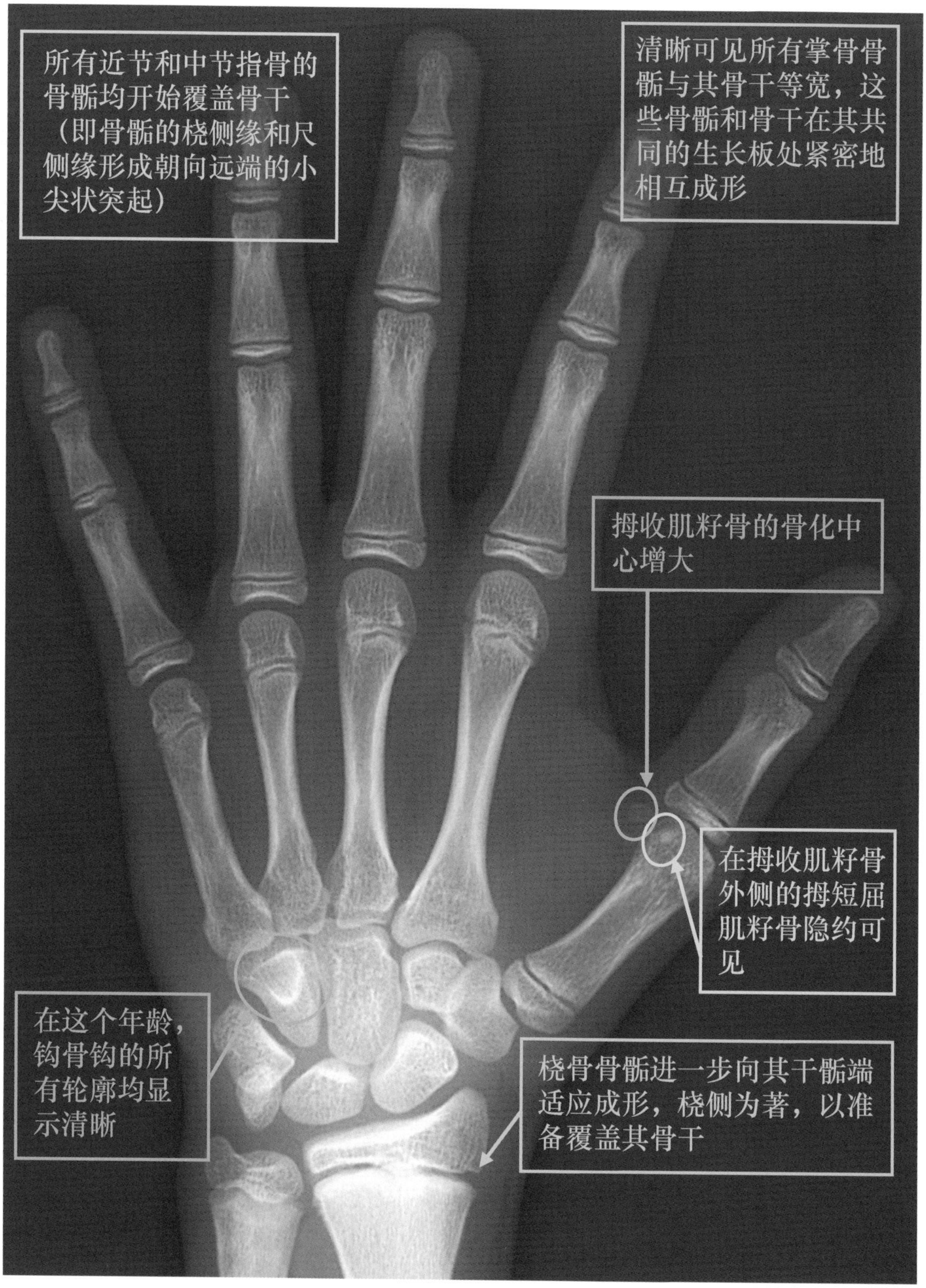
所有近节和中节指骨的骨骺均开始覆盖骨干（即骨骺的桡侧缘和尺侧缘形成朝向远端的小尖状突起）
清晰可见所有掌骨骨骺与其骨干等宽，这些骨骺和骨干在其共同的生长板处紧密地相互成形
拇收肌籽骨的骨化中心增大
在拇收肌籽骨外侧的拇短屈肌籽骨隐约可见
在这个年龄，钩骨钩的所有轮廓均显示清晰
桡骨骨骺进一步向其干骺端适应成形，桡侧为著，以准备覆盖其骨干

男 **骨龄：13 岁 6 个月**

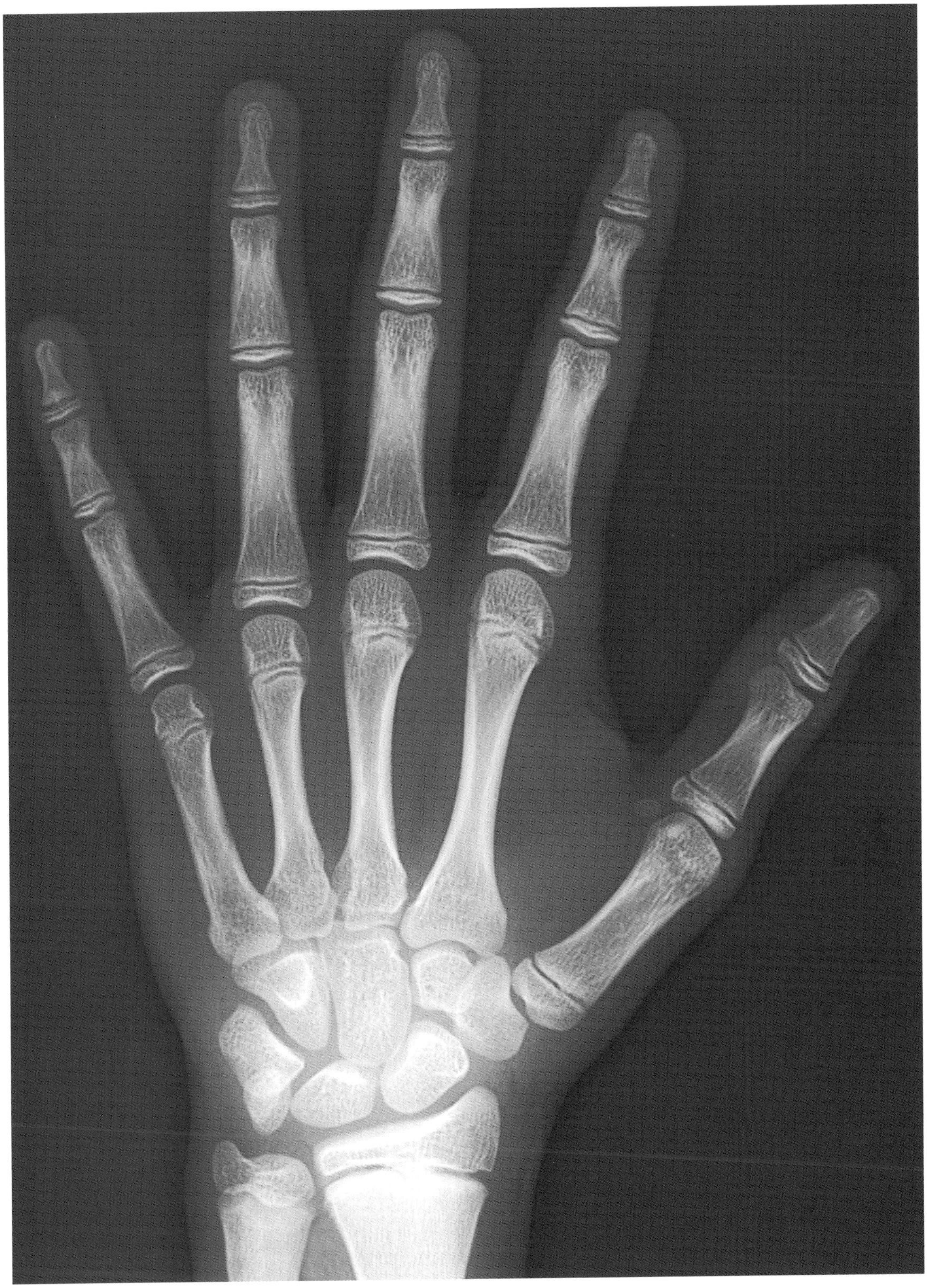

男

骨龄：14 岁

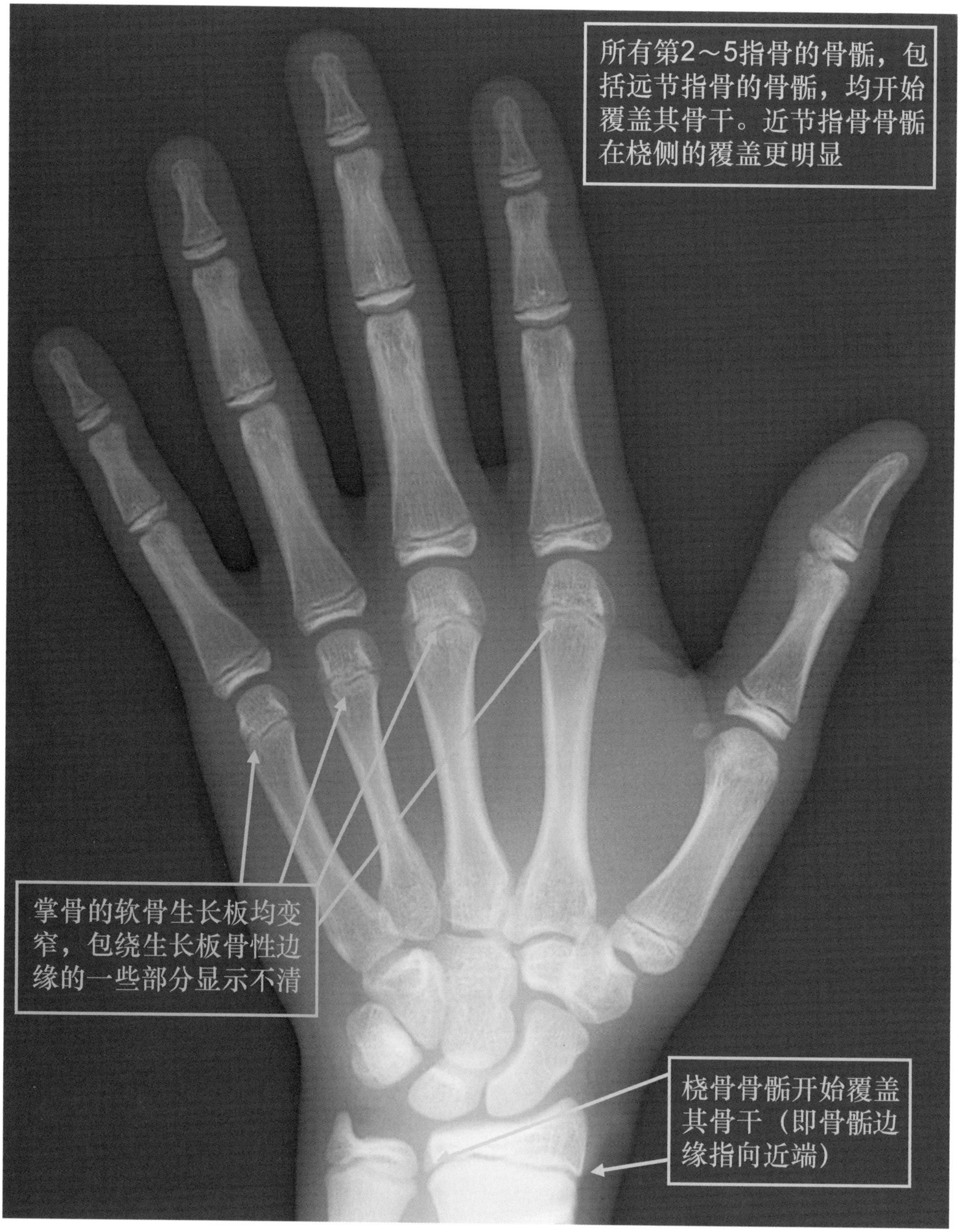
所有第2～5指骨的骨骺，包括远节指骨的骨骺，均开始覆盖其骨干。近节指骨骨骺在桡侧的覆盖更明显
掌骨的软骨生长板均变窄，包绕生长板骨性边缘的一些部分显示不清
桡骨骨骺开始覆盖其骨干（即骨骺边缘指向近端）

男

骨龄：14 岁

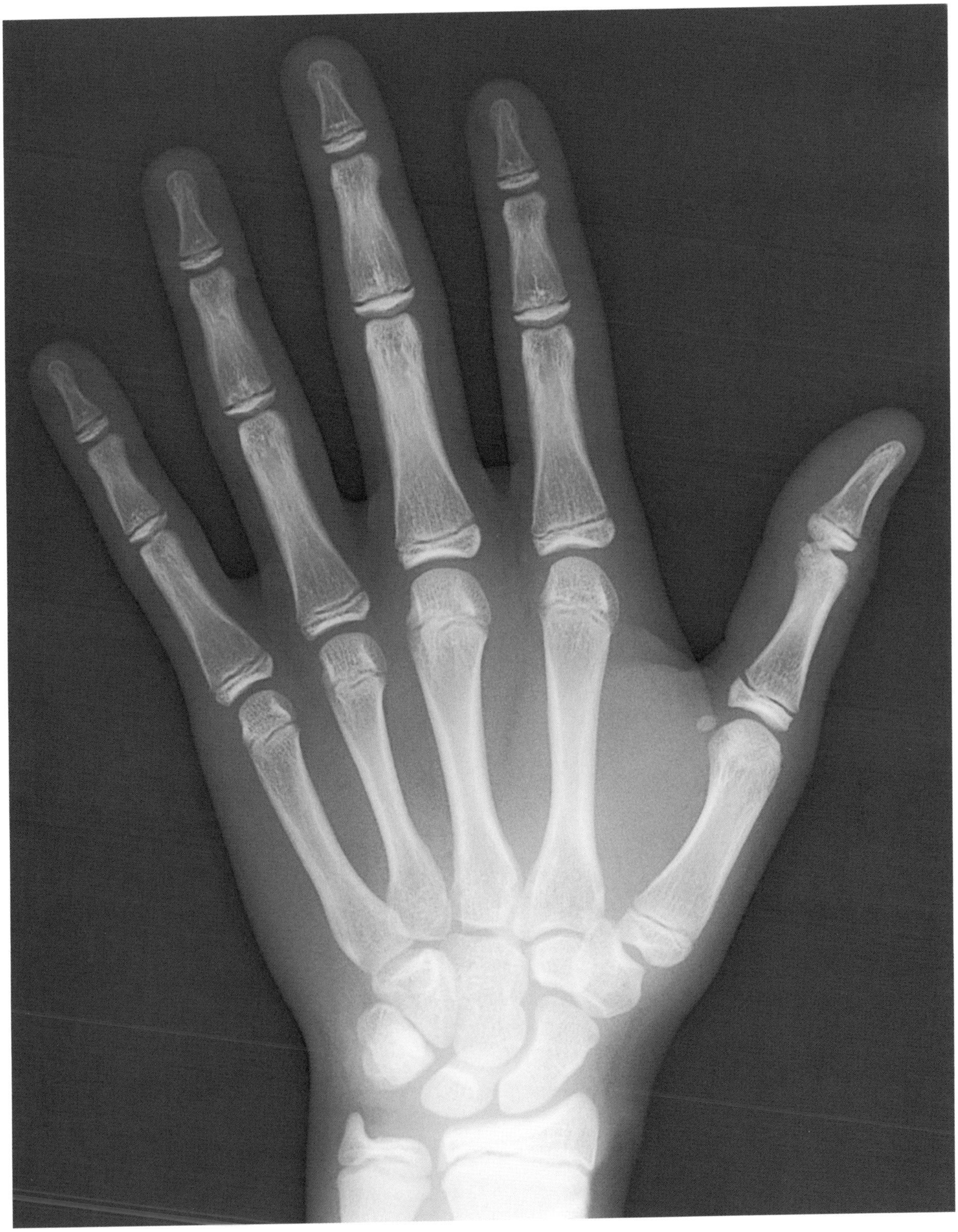

男

骨龄：15 岁

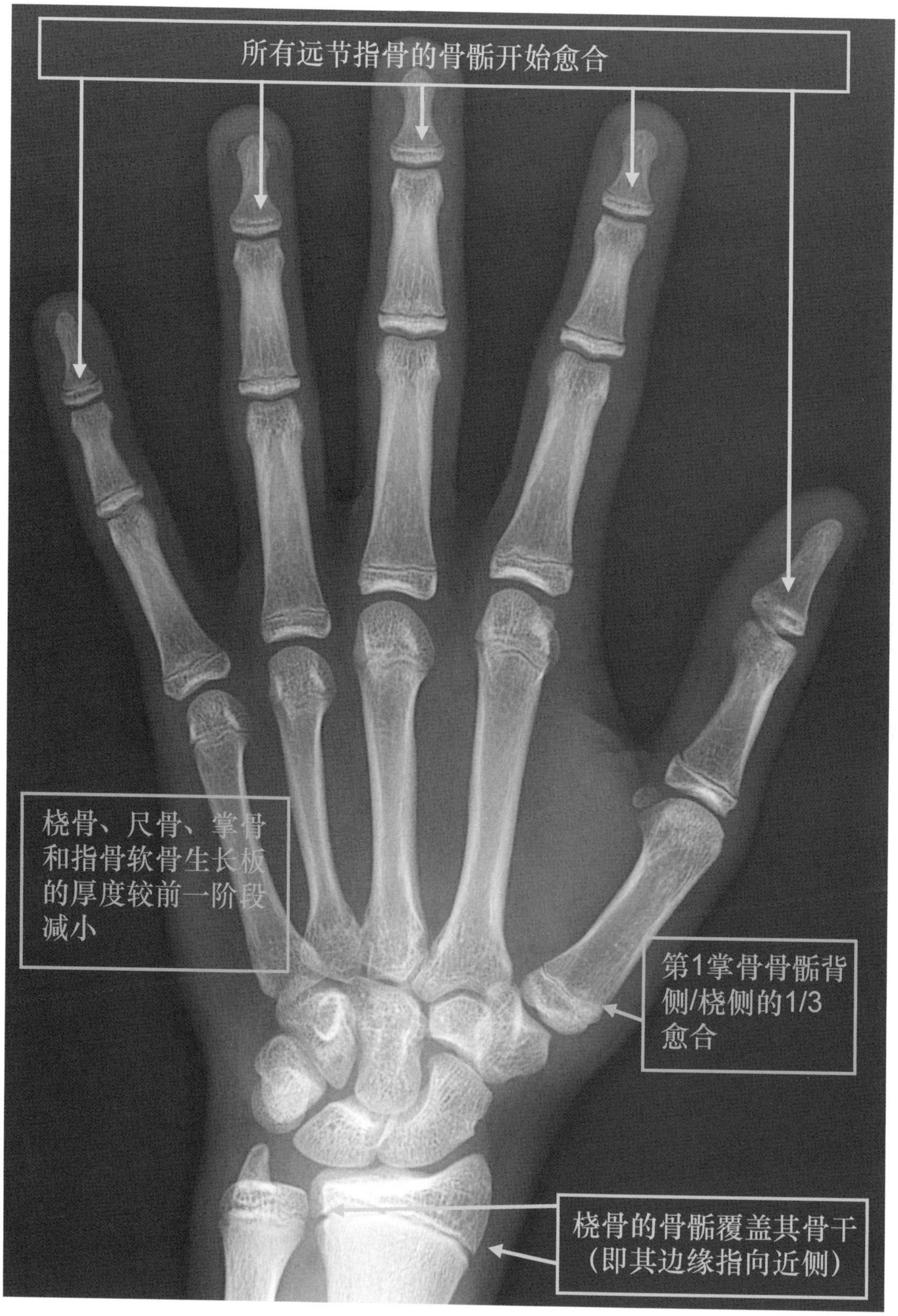
所有远节指骨的骨骺开始愈合
桡骨、尺骨、掌骨和指骨软骨生长板的厚度较前一阶段减小
第1掌骨骨骺背侧/桡侧的1/3愈合
桡骨的骨骺覆盖其骨干（即其边缘指向近侧）

男

骨龄：15 岁

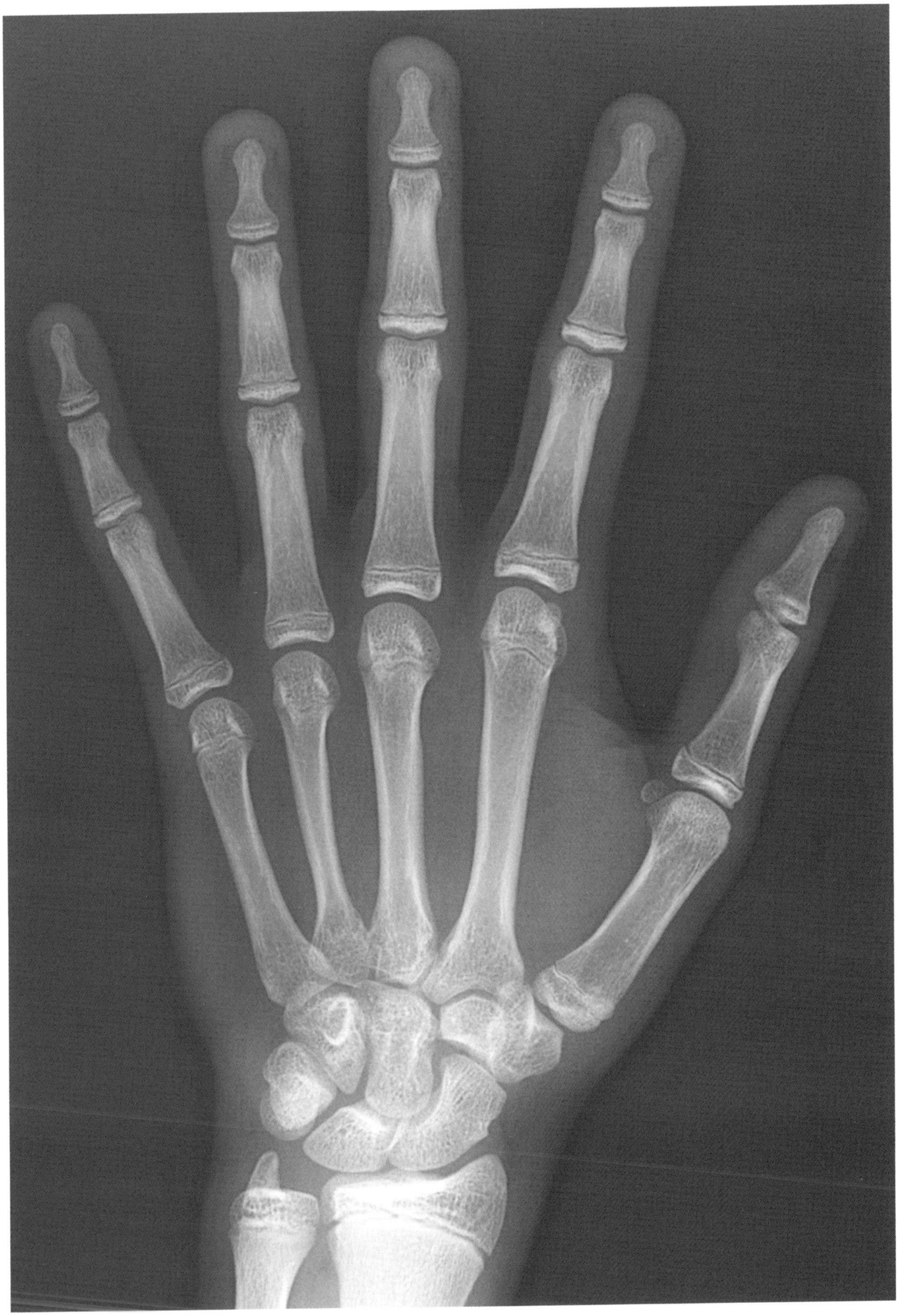

男

骨龄：15 岁 6 个月

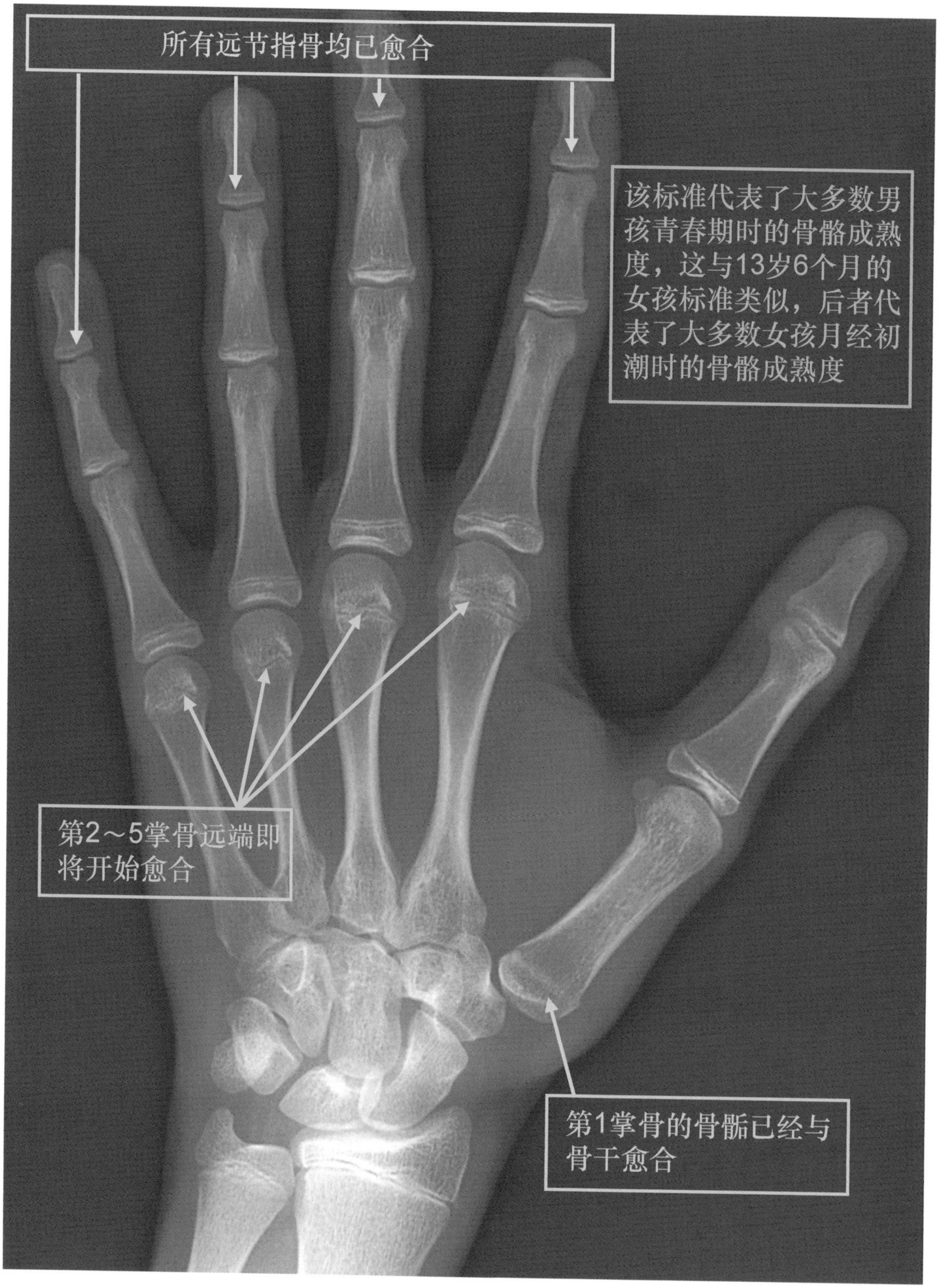
所有远节指骨均已愈合
该标准代表了大多数男孩青春期时的骨骼成熟度，这与13岁6个月的女孩标准类似，后者代表了大多数女孩月经初潮时的骨骼成熟度
第2～5掌骨远端即将开始愈合
第1掌骨的骨骺已经与骨干愈合

男

骨龄：15 岁 6 个月

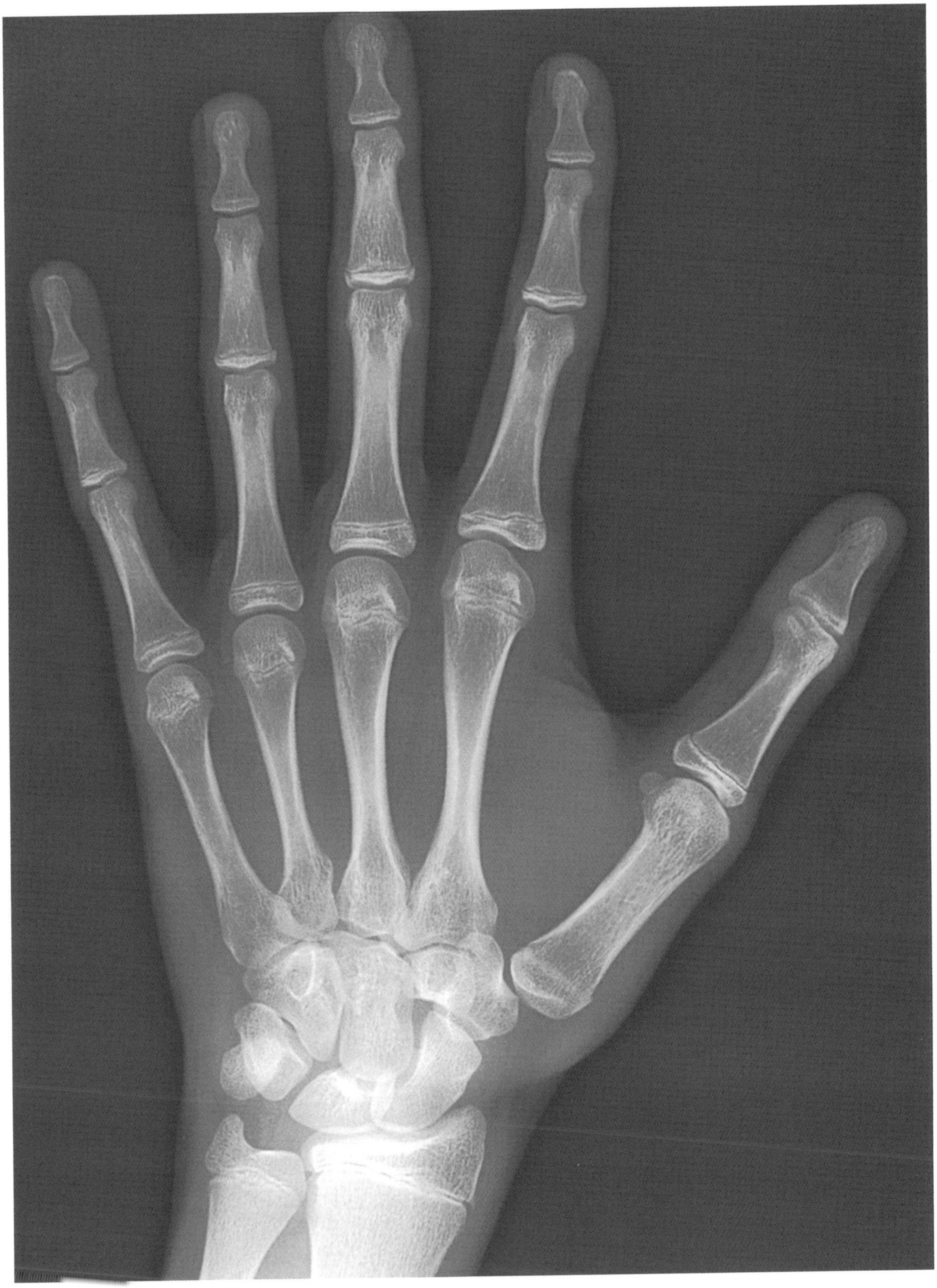

男

骨龄：16 岁

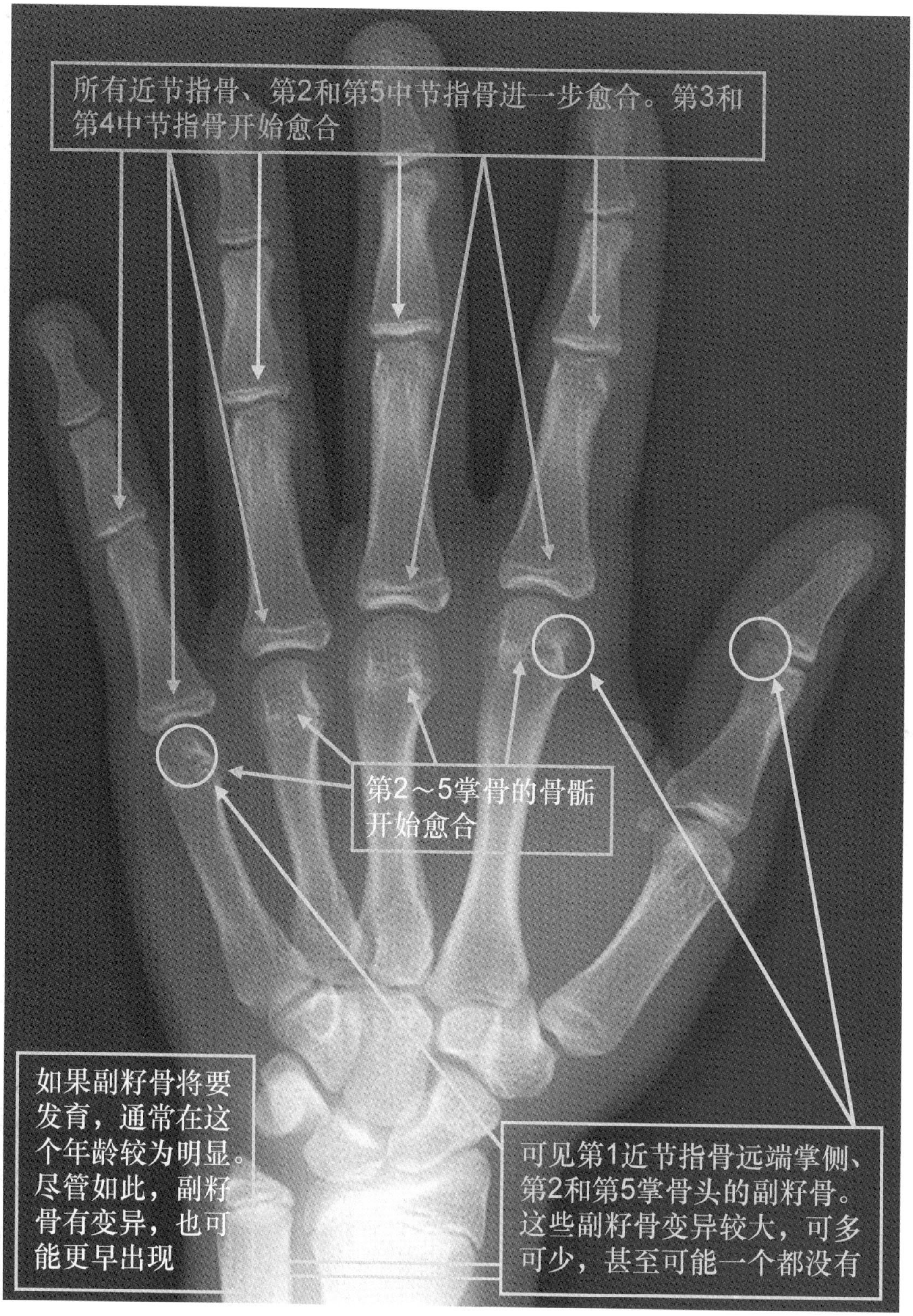
所有近节指骨、第2和第5中节指骨进一步愈合。第3和第4中节指骨开始愈合
第2～5掌骨的骨骺开始愈合
如果副籽骨将要发育，通常在这个年龄较为明显。尽管如此，副籽骨有变异，也可能更早出现
可见第1近节指骨远端掌侧、第2和第5掌骨头的副籽骨。这些副籽骨变异较大，可多可少，甚至可能一个都没有

男

骨龄：16 岁

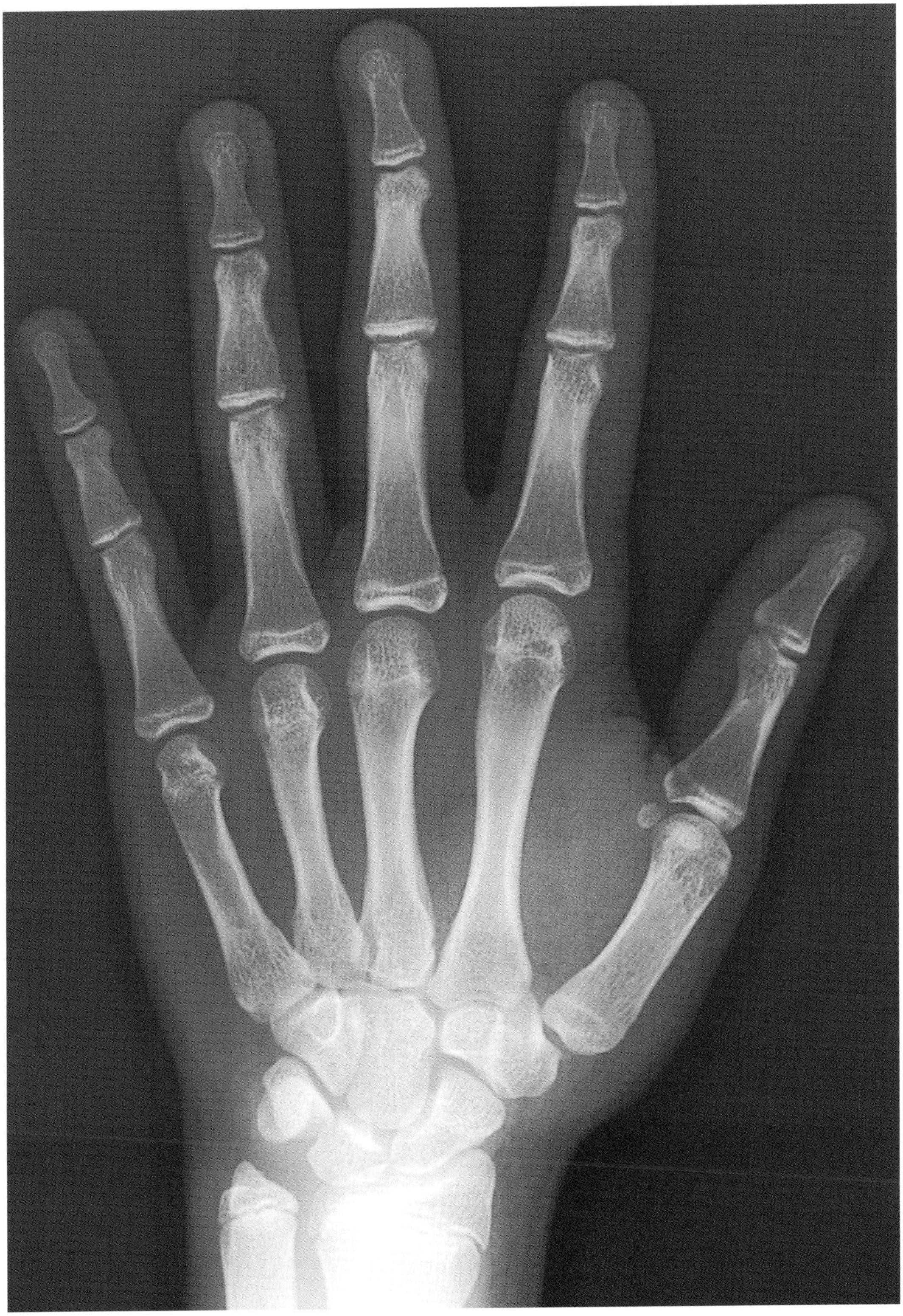

男

骨龄：17 岁

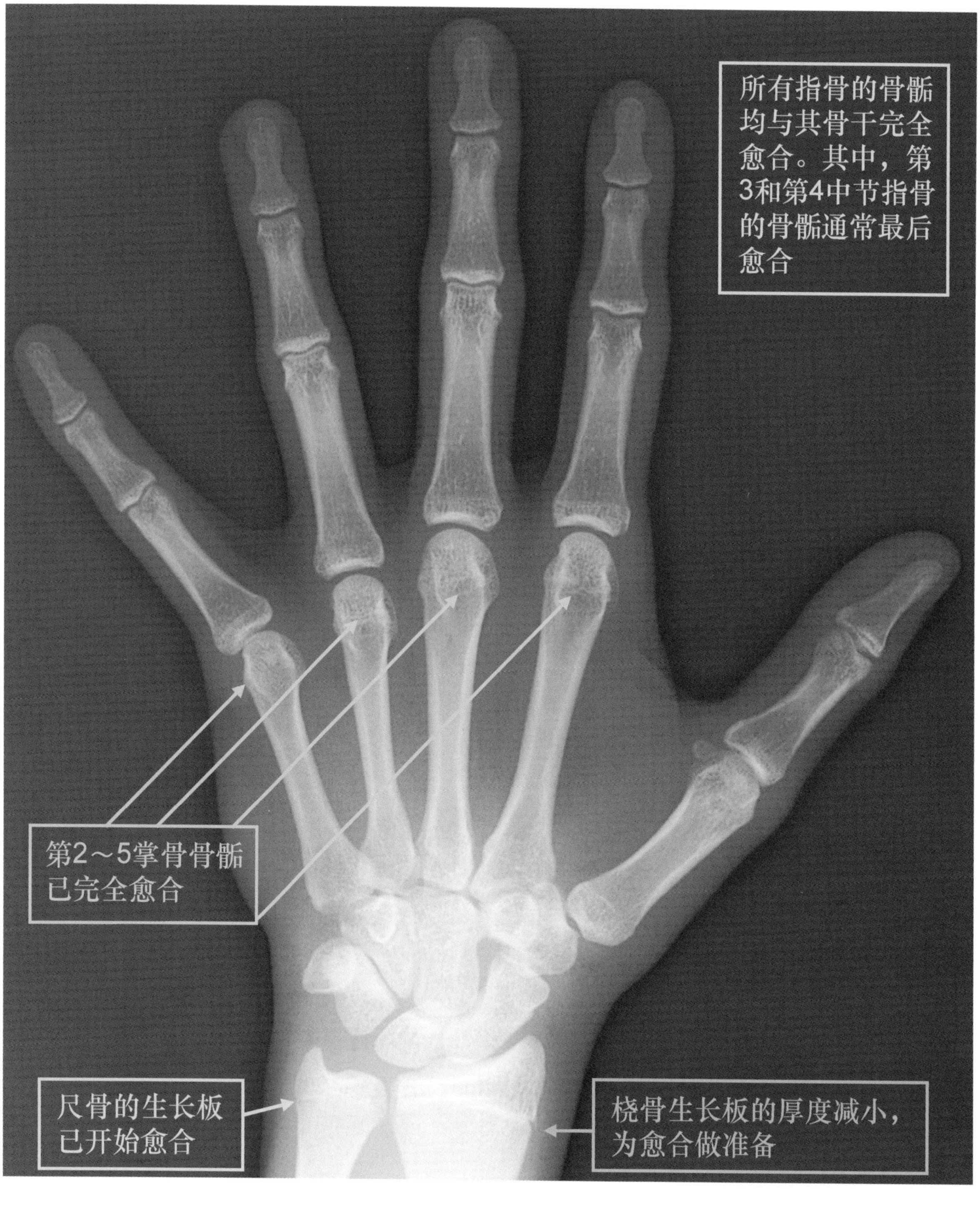
所有指骨的骨骺均与其骨干完全愈合。其中，第3和第4中节指骨的骨骺通常最后愈合
第2～5掌骨骨骺已完全愈合
尺骨的生长板已开始愈合
桡骨生长板的厚度减小，为愈合做准备

男

骨龄：17 岁

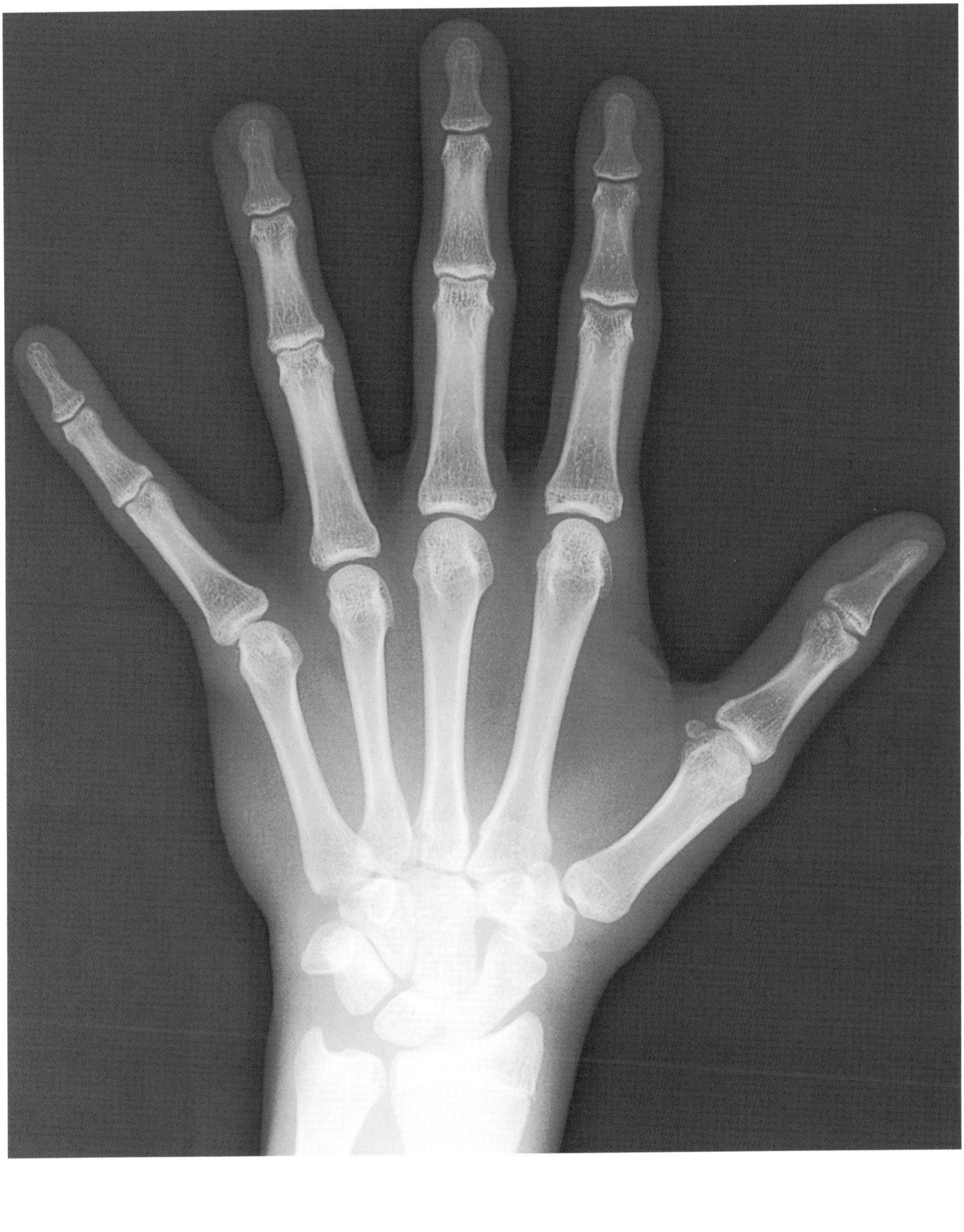

男

骨龄：18 岁

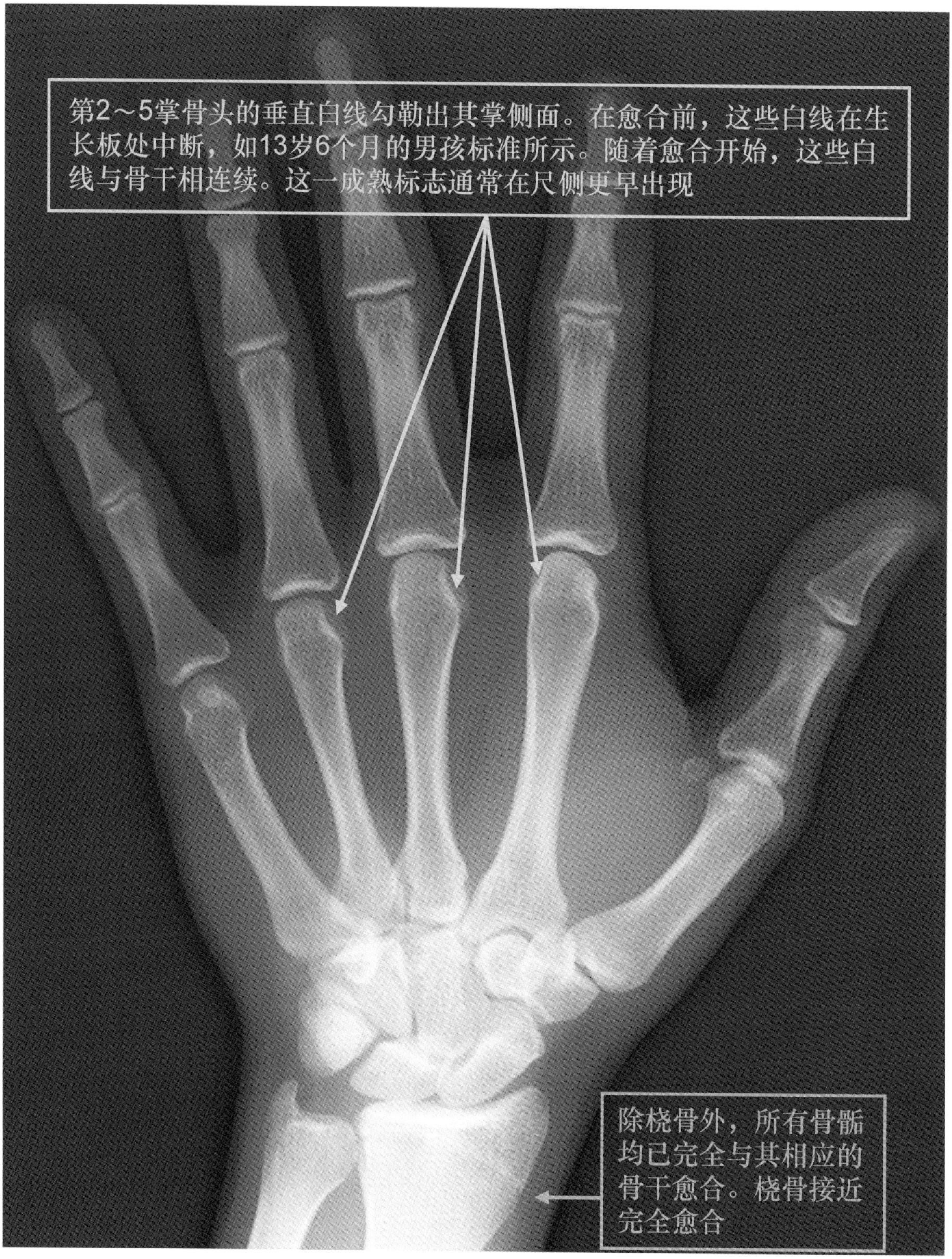
第2～5掌骨头的垂直白线勾勒出其掌侧面。在愈合前，这些白线在生长板处中断，如13岁6个月的男孩标准所示。随着愈合开始，这些白线与骨干相连续。这一成熟标志通常在尺侧更早出现
除桡骨外，所有骨骺均已完全与其相应的骨干愈合。桡骨接近完全愈合

男

骨龄：18 岁

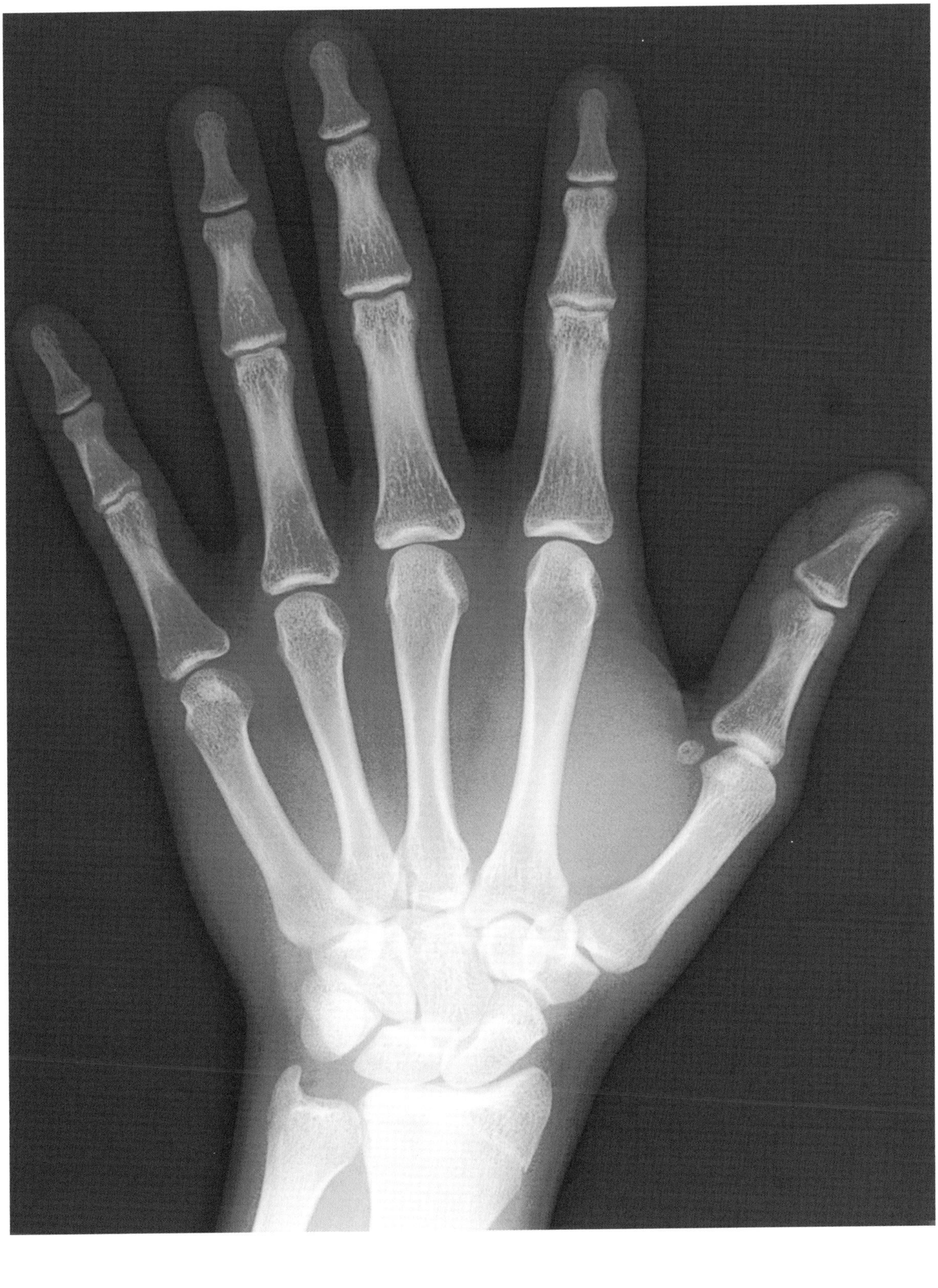

男

骨龄：19 岁

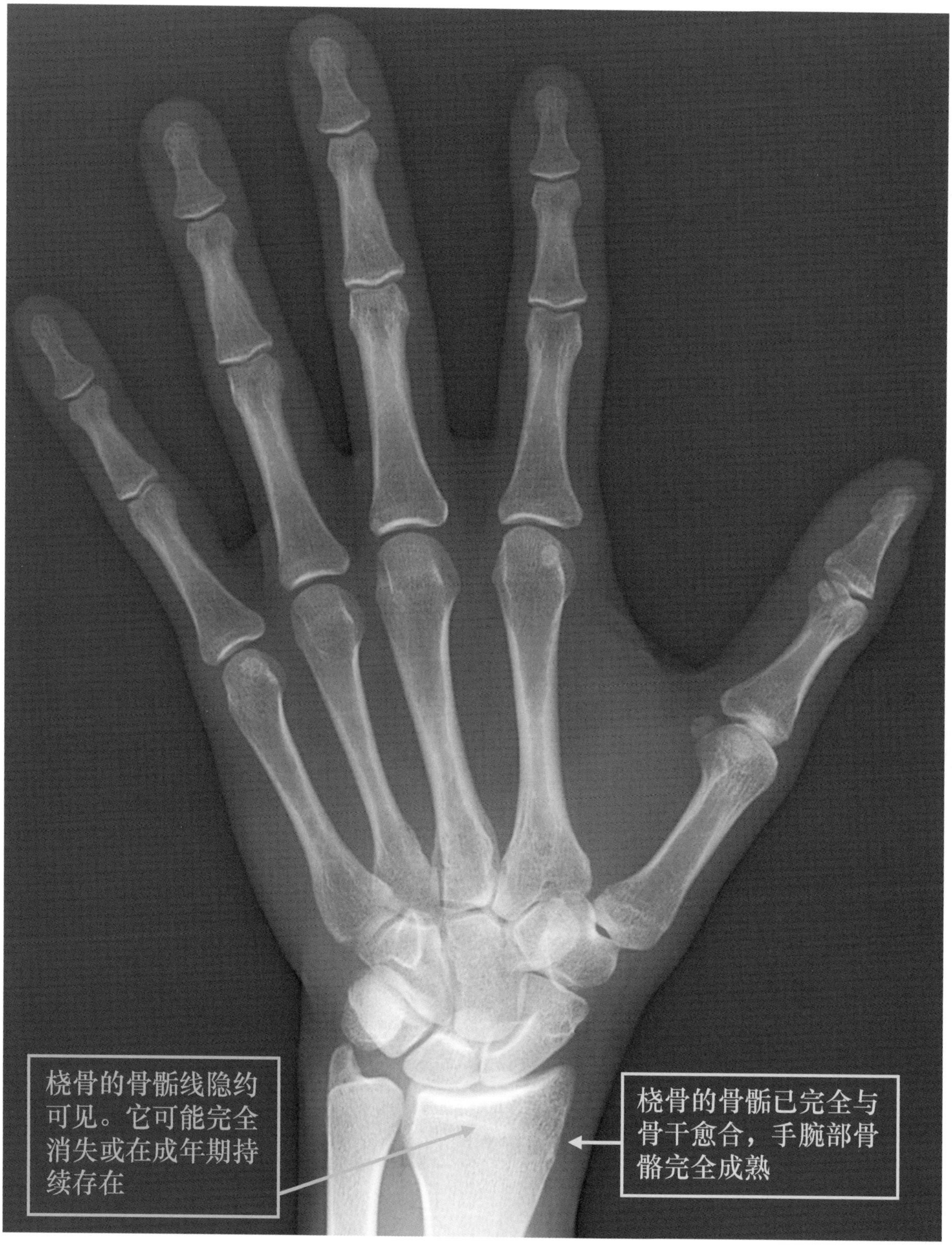

男

骨龄：19 岁

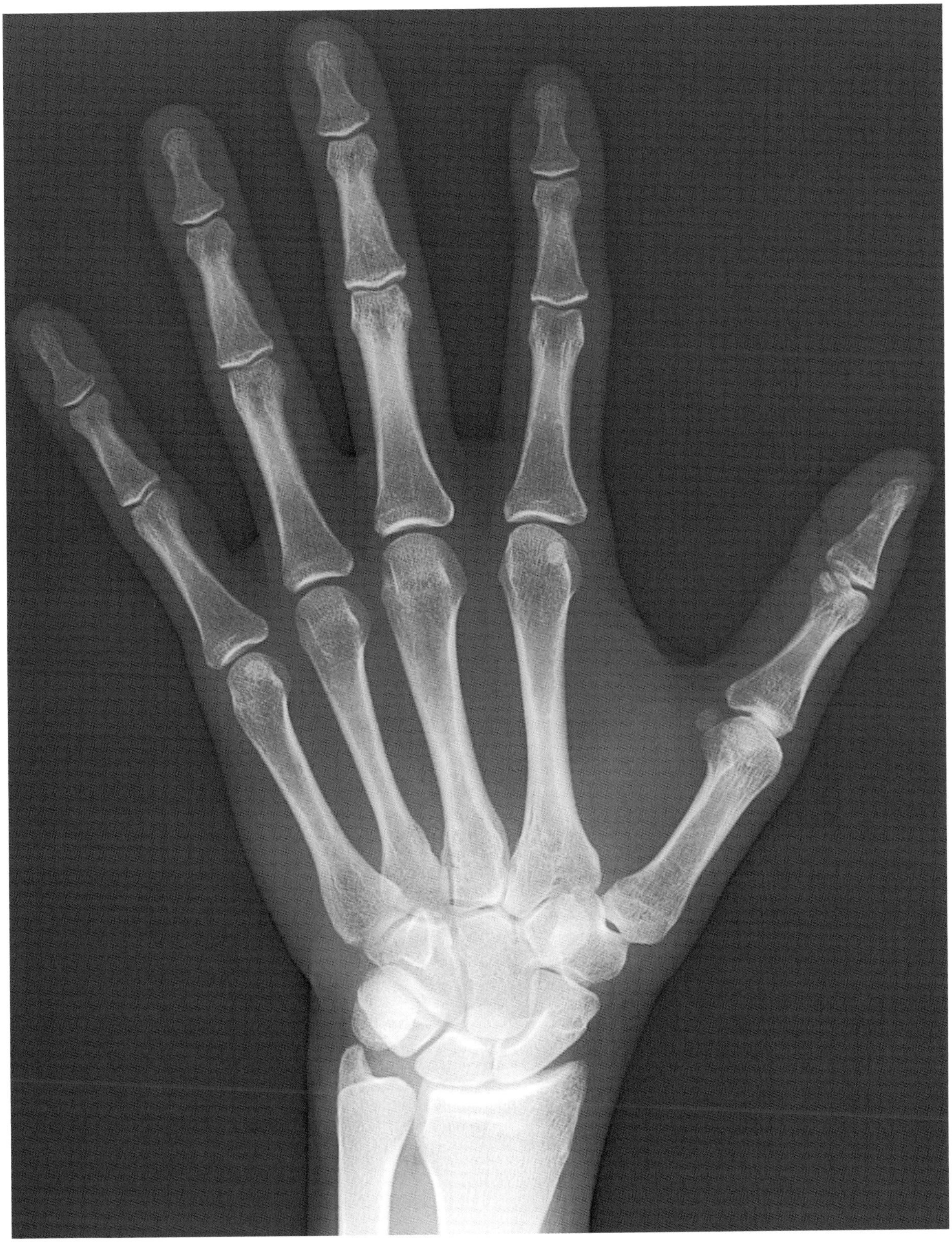

女孩标准

女

骨龄：新生儿（足月）

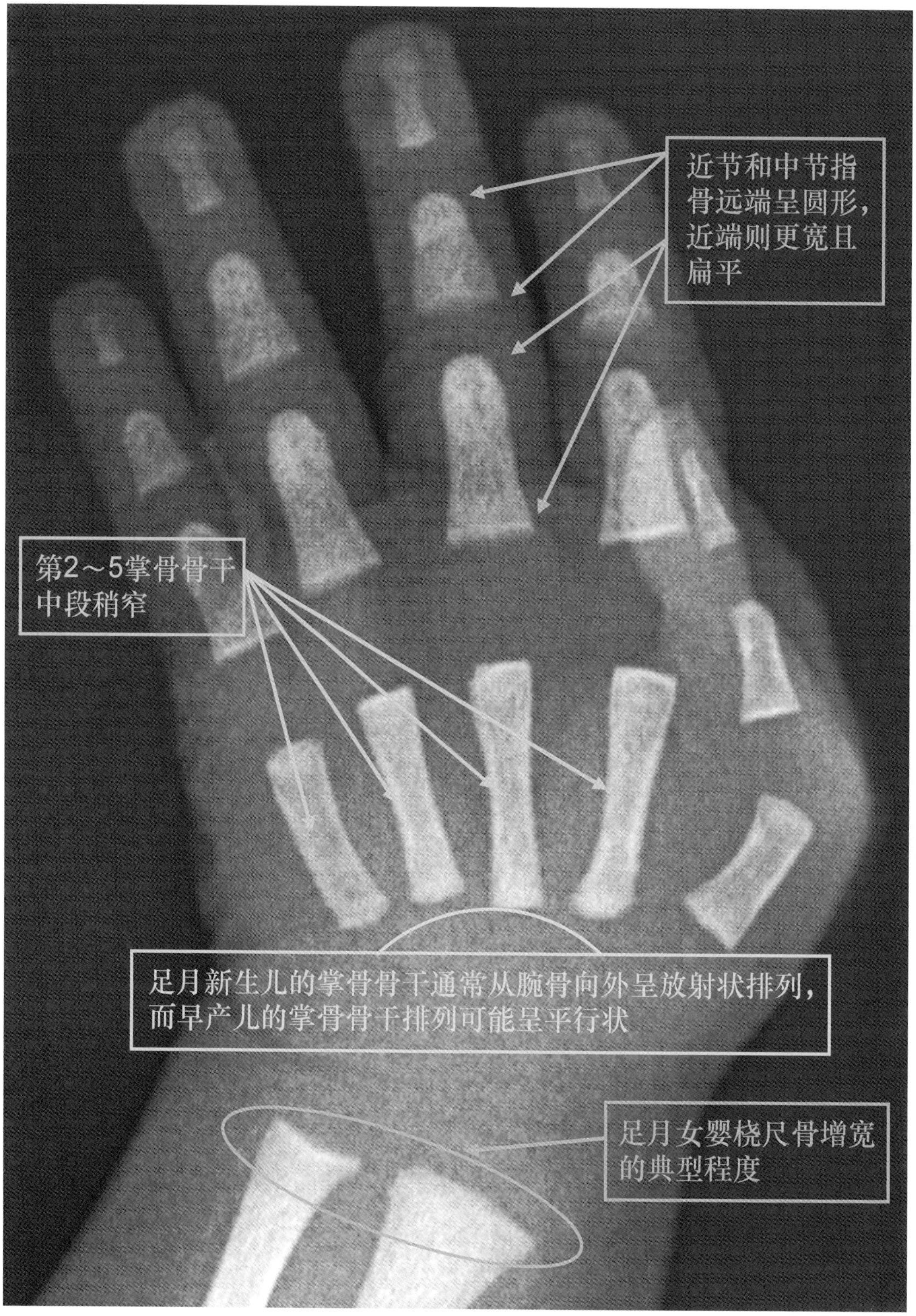
近节和中节指骨远端呈圆形，近端则更宽且扁平
第2～5掌骨骨干中段稍窄
足月新生儿的掌骨骨干通常从腕骨向外呈放射状排列，而早产儿的掌骨骨干排列可能呈平行状
足月女婴桡尺骨增宽的典型程度

女

骨龄：新生儿（足月）

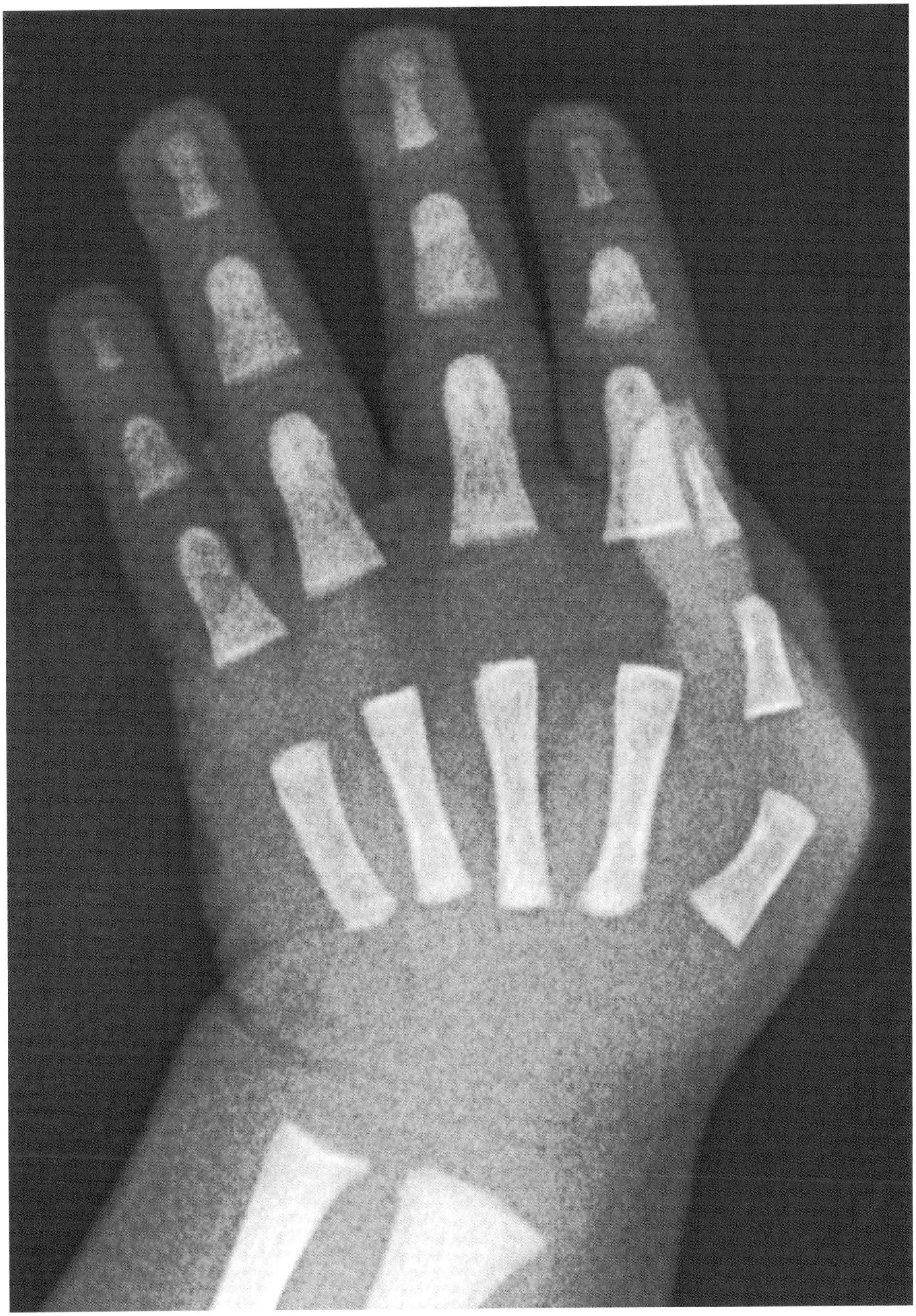

女

骨龄：3 个月

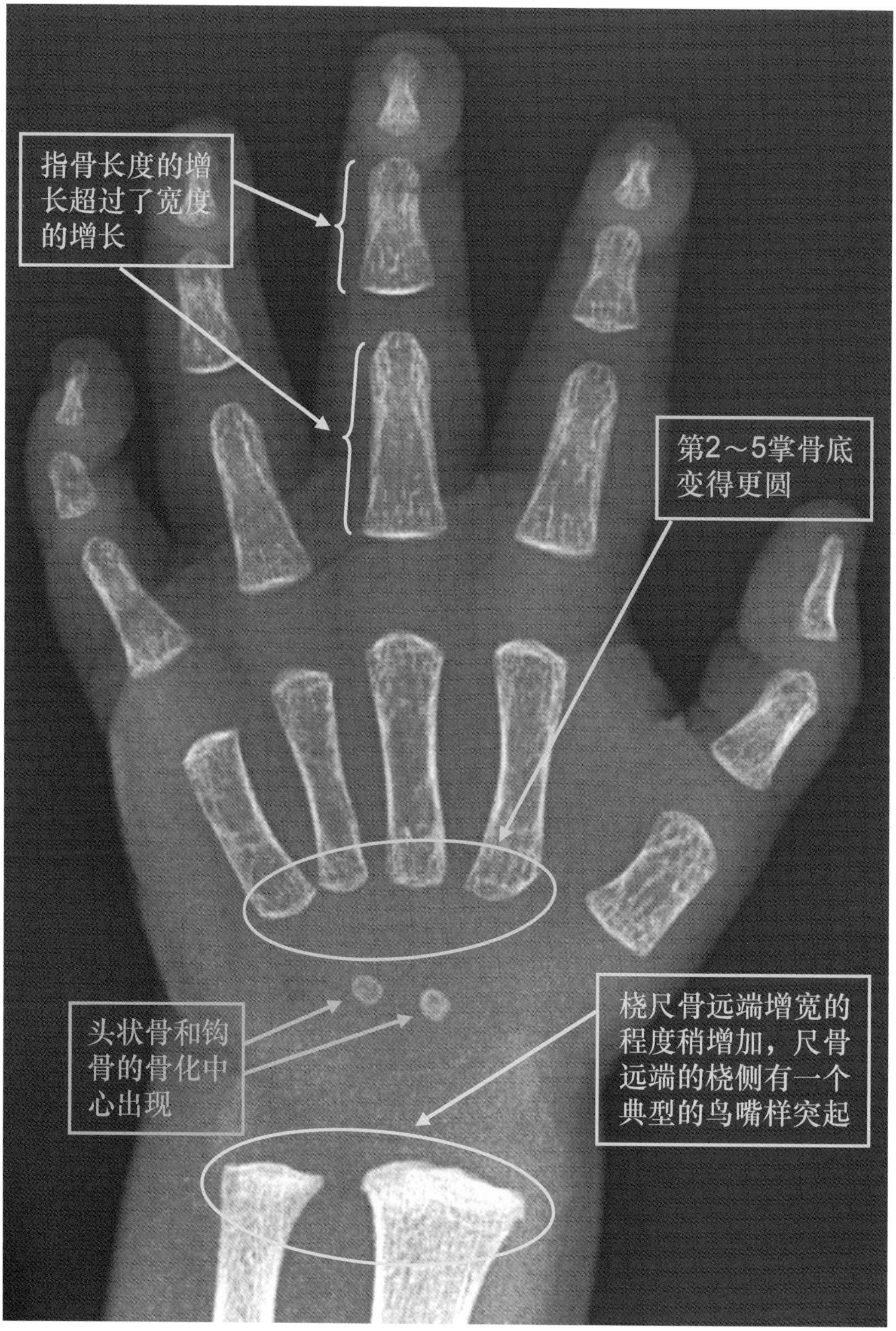

指骨长度的增长超过了宽度的增长
第2～5掌骨底变得更圆
头状骨和钩骨的骨化中心出现
桡尺骨远端增宽的程度稍增加，尺骨远端的桡侧有一个典型的鸟嘴样突起

女 骨龄：3 个月

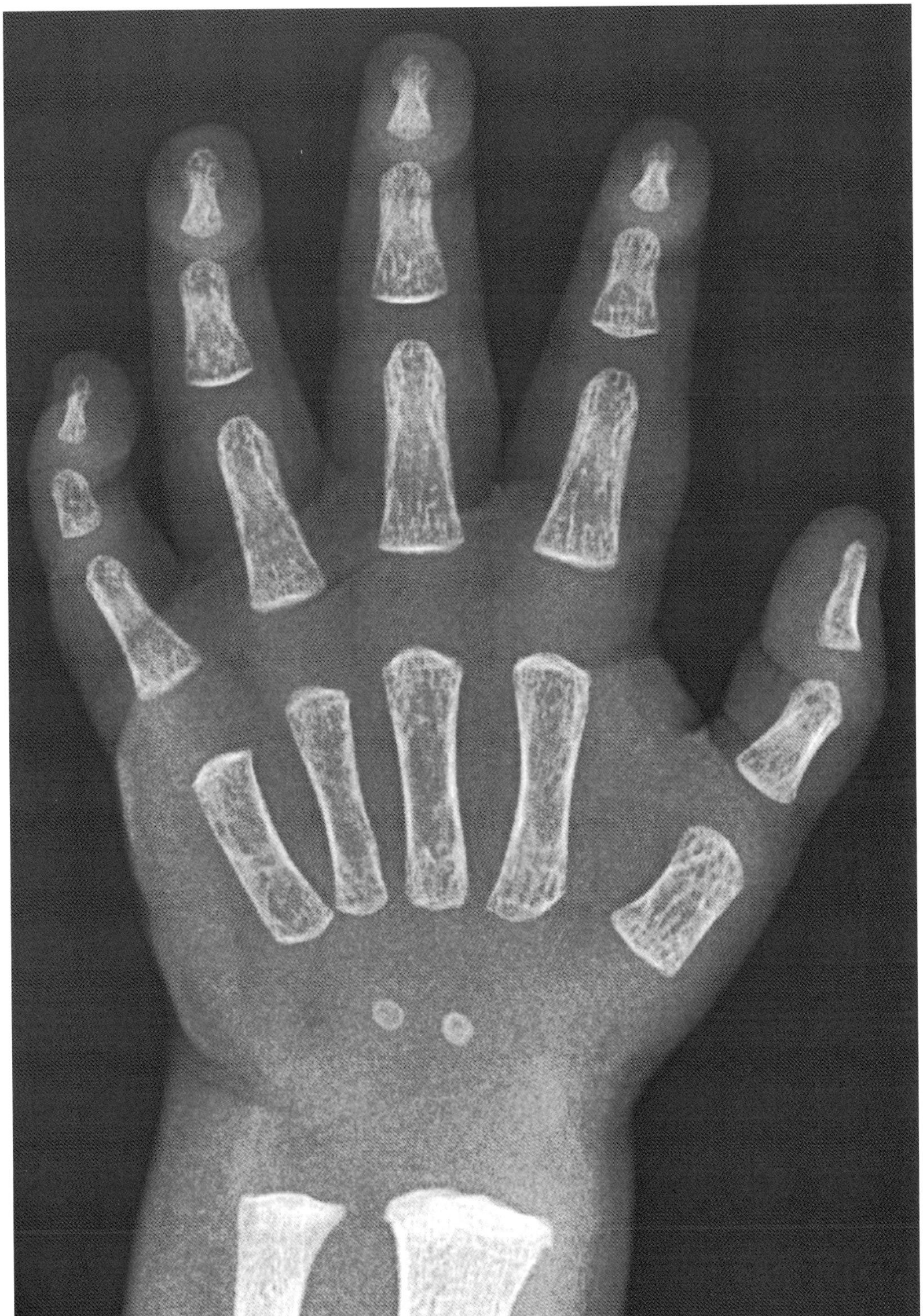

女

骨龄：6个月

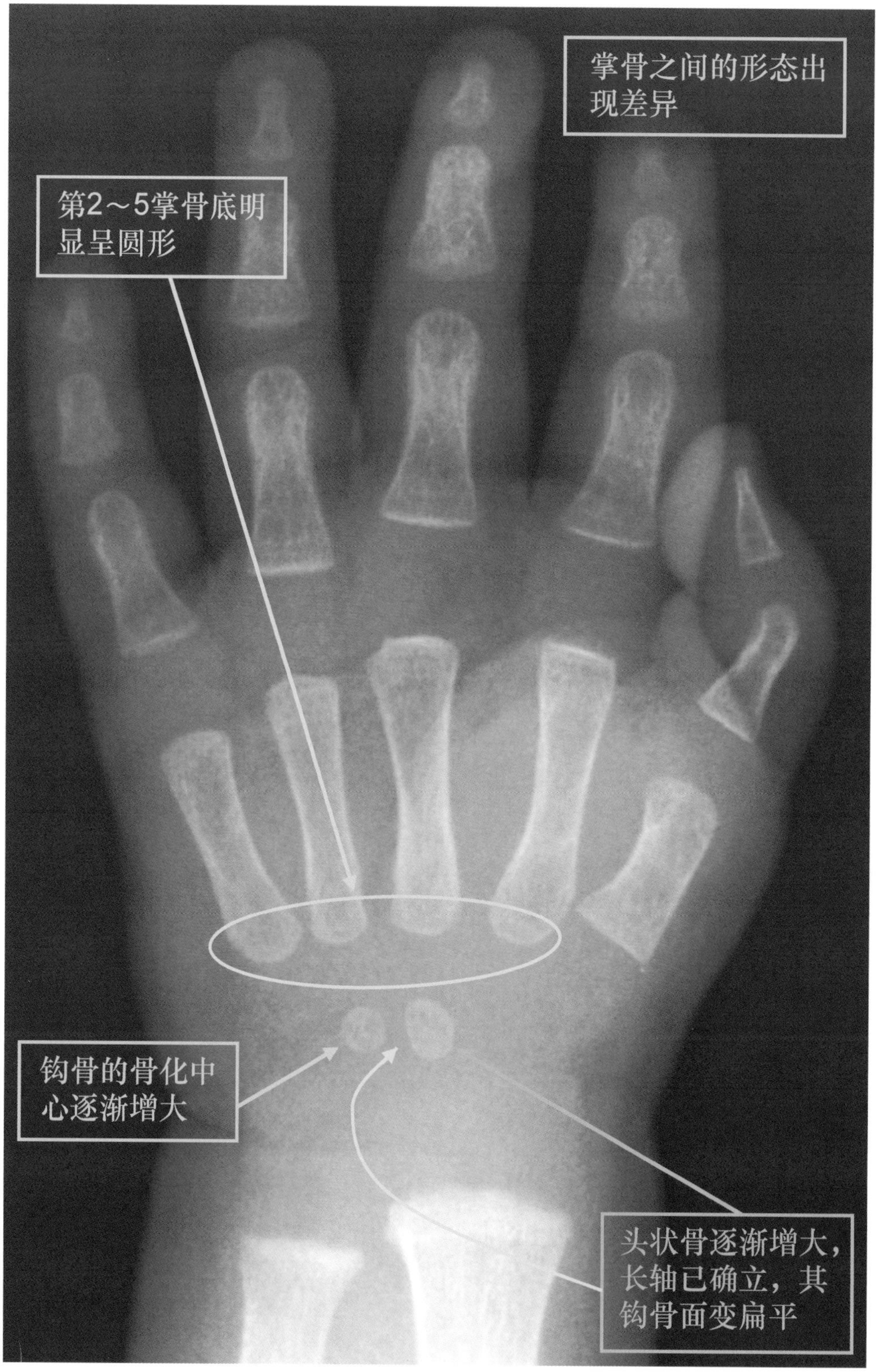
掌骨之间的形态出现差异
第2～5掌骨底明显呈圆形
钩骨的骨化中心逐渐增大
头状骨逐渐增大，长轴已确立，其钩骨面变扁平

女 **骨龄：6个月**

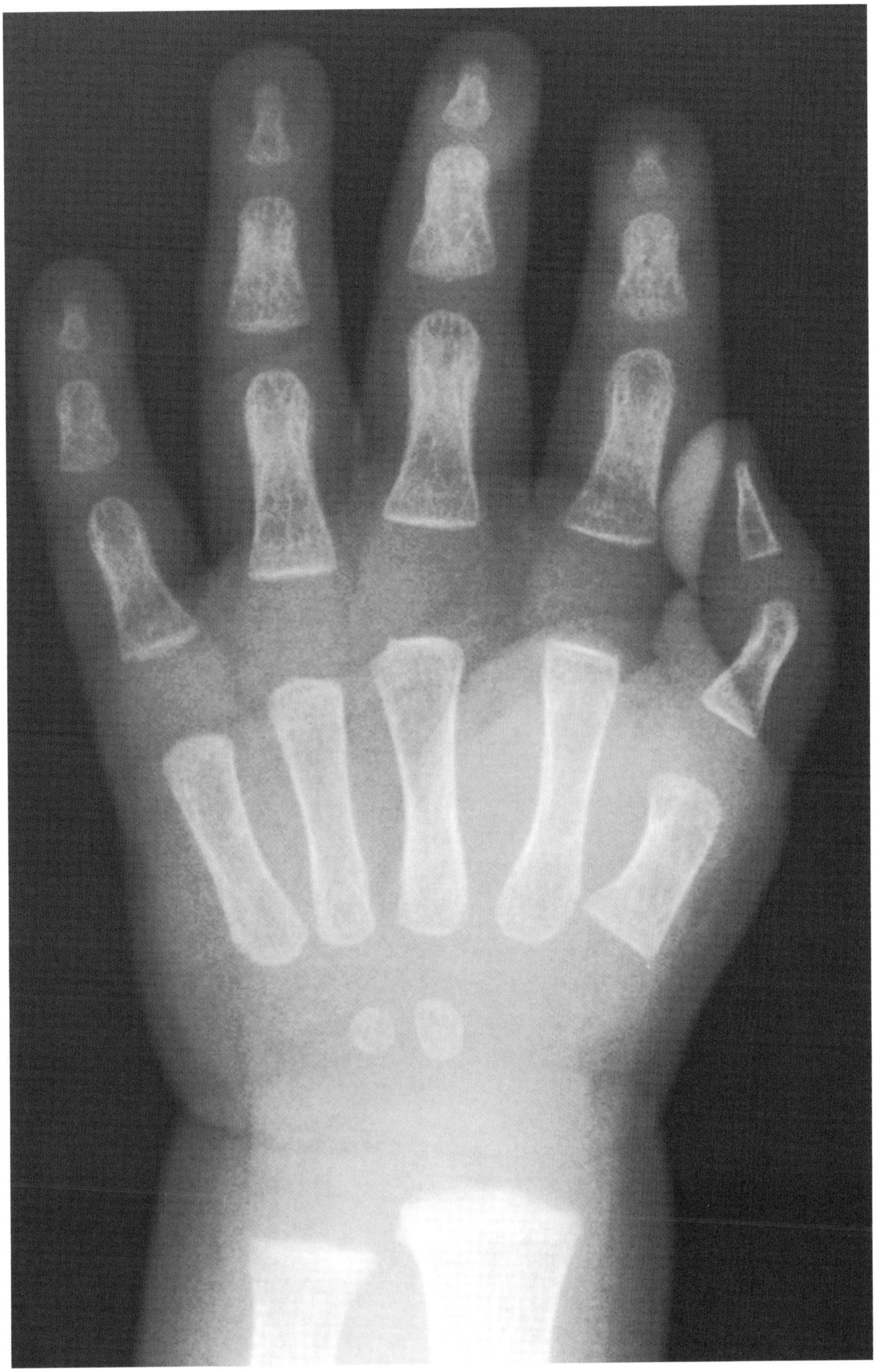

女

骨龄：9 个月

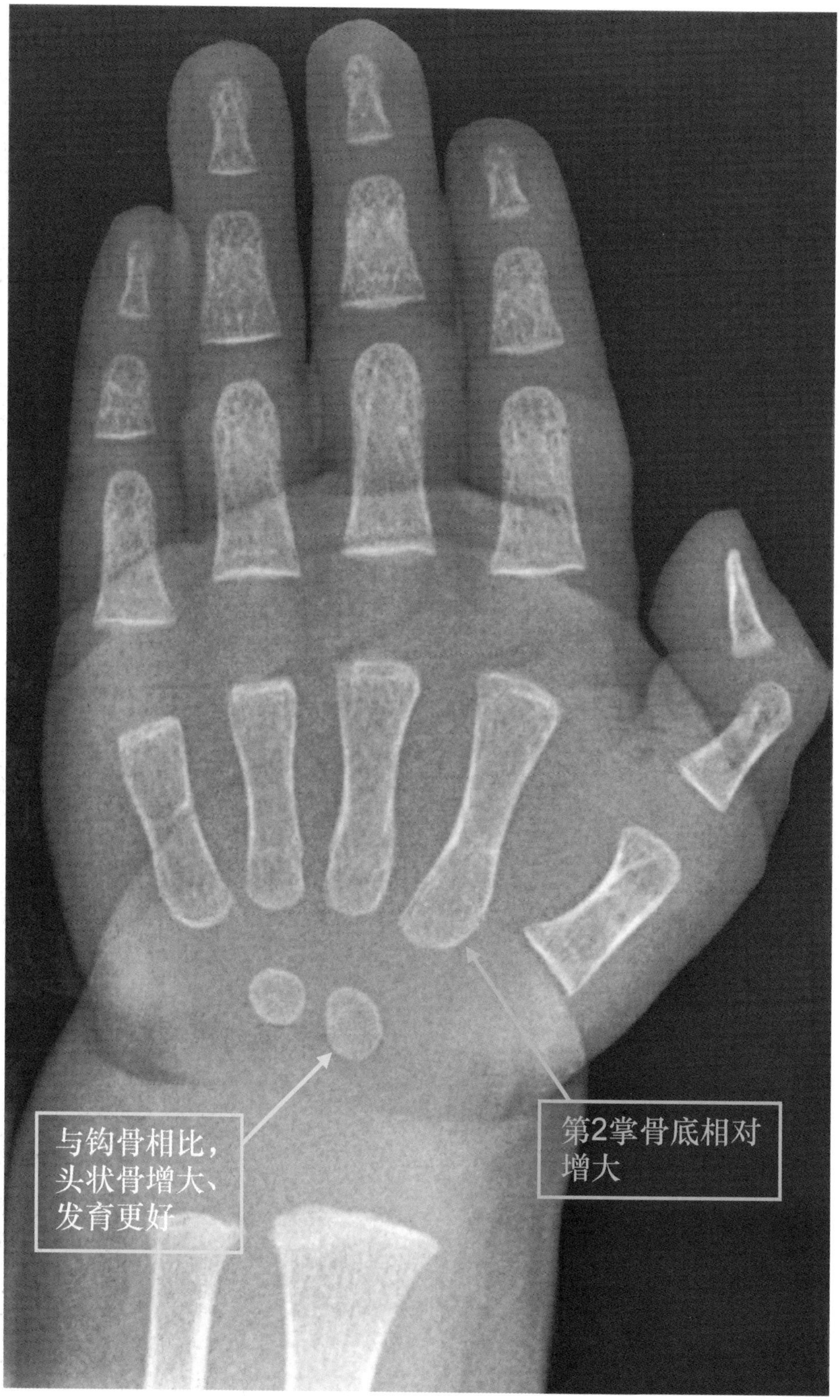

女

骨龄：9 个月

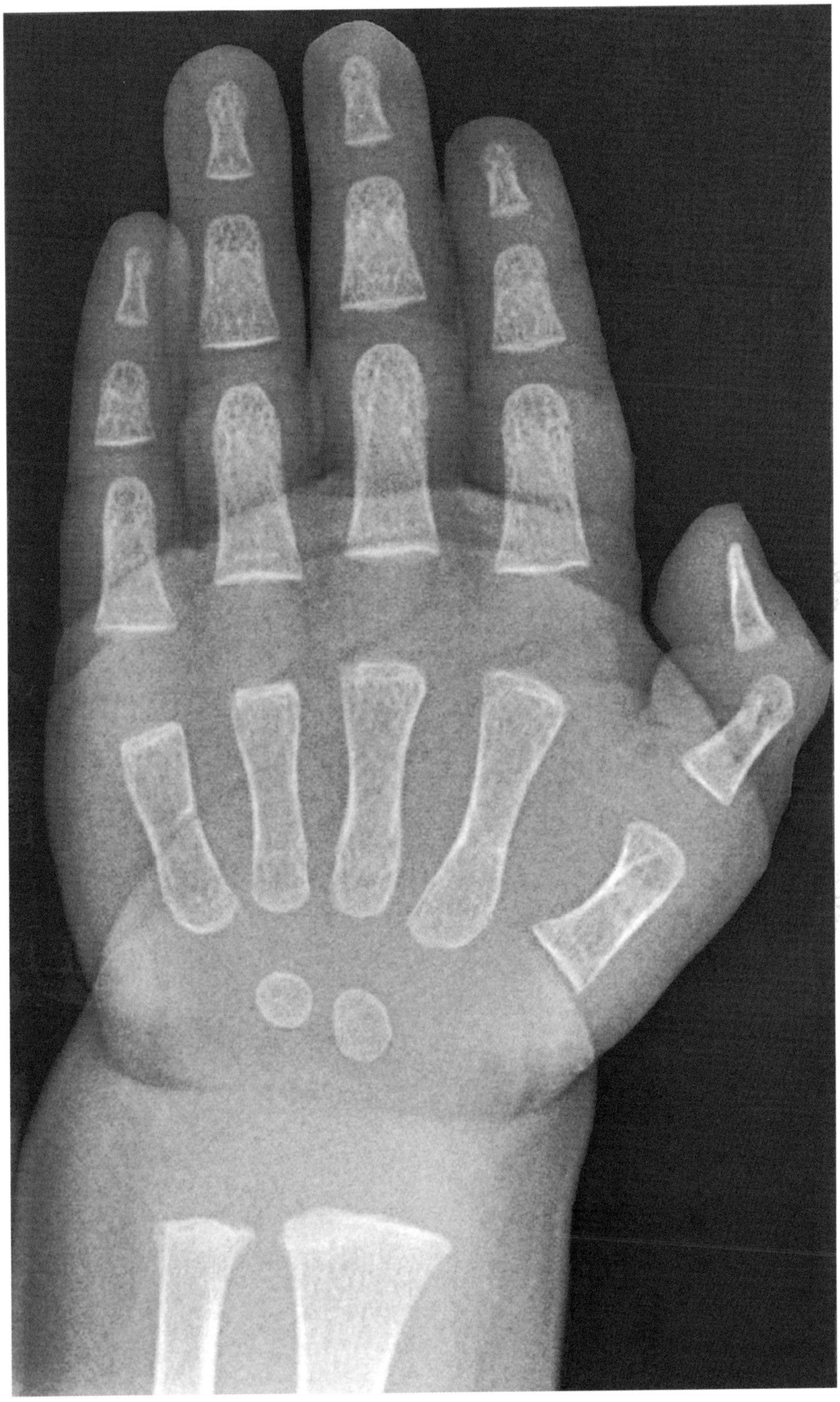

女

骨龄：1 岁

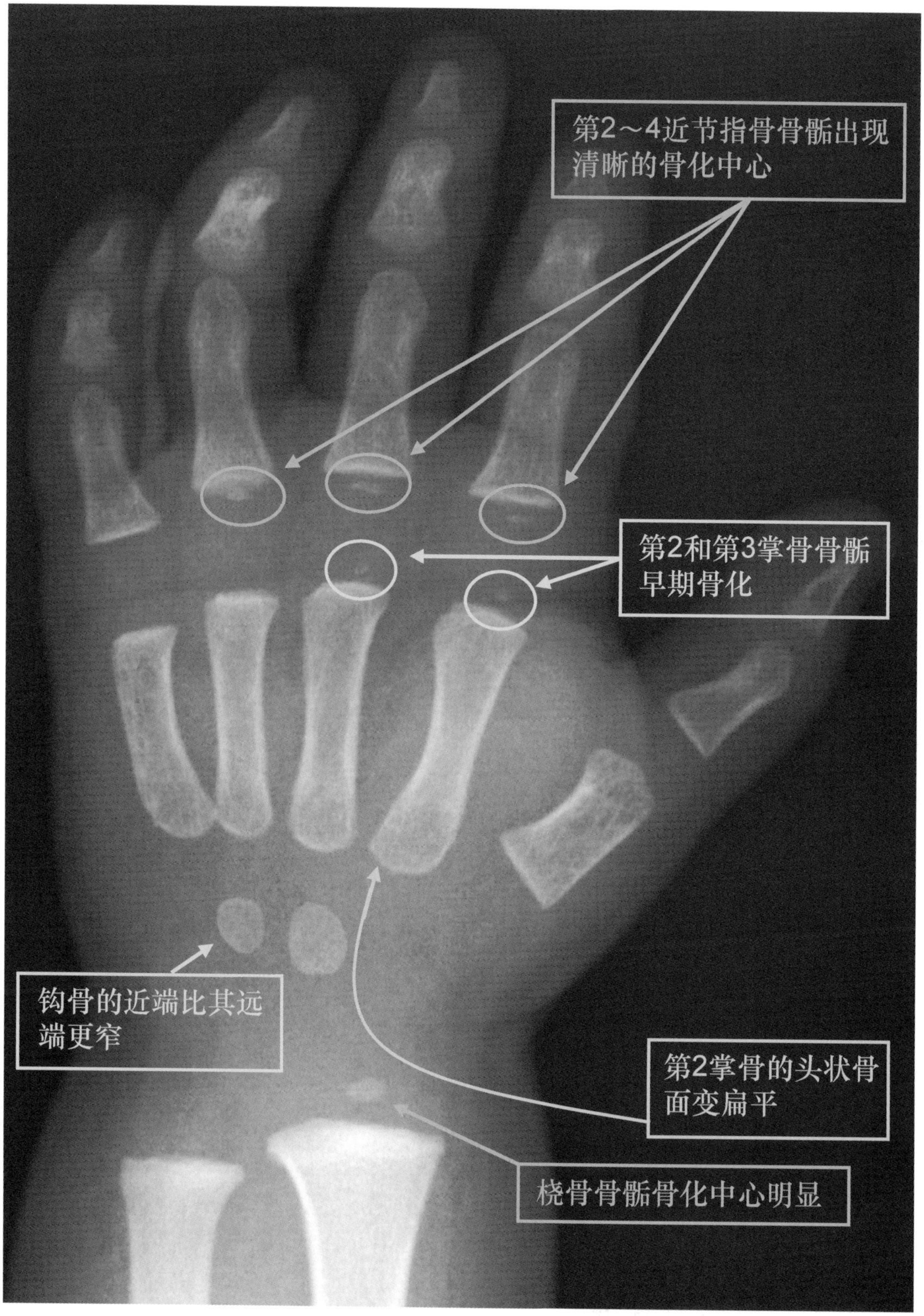
第2～4近节指骨骨骺出现清晰的骨化中心
第2和第3掌骨骨骺早期骨化
钩骨的近端比其远端更窄
第2掌骨的头状骨面变扁平
桡骨骨骺骨化中心明显

女

骨龄：1 岁

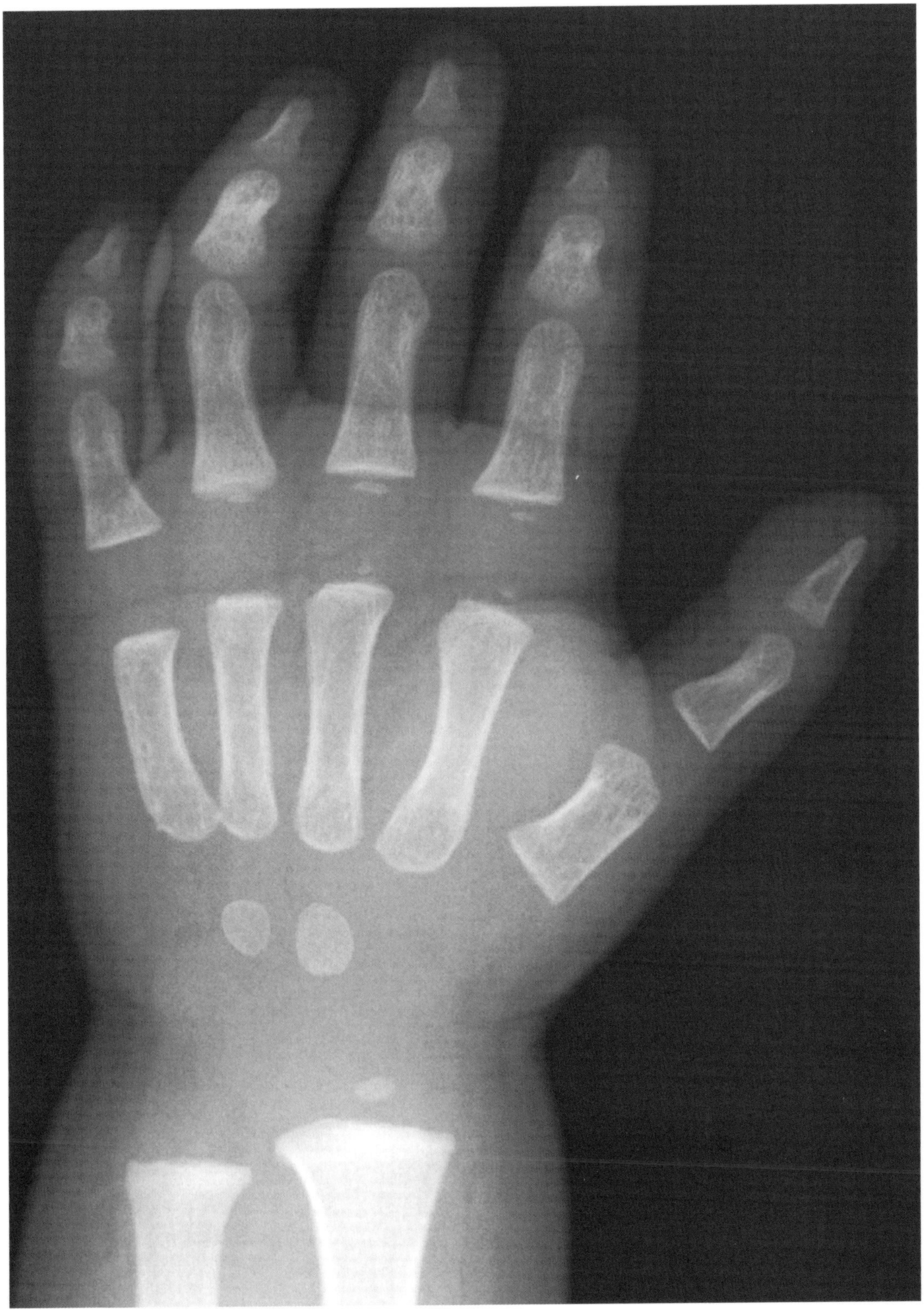

女 **骨龄：1 岁 3 个月**

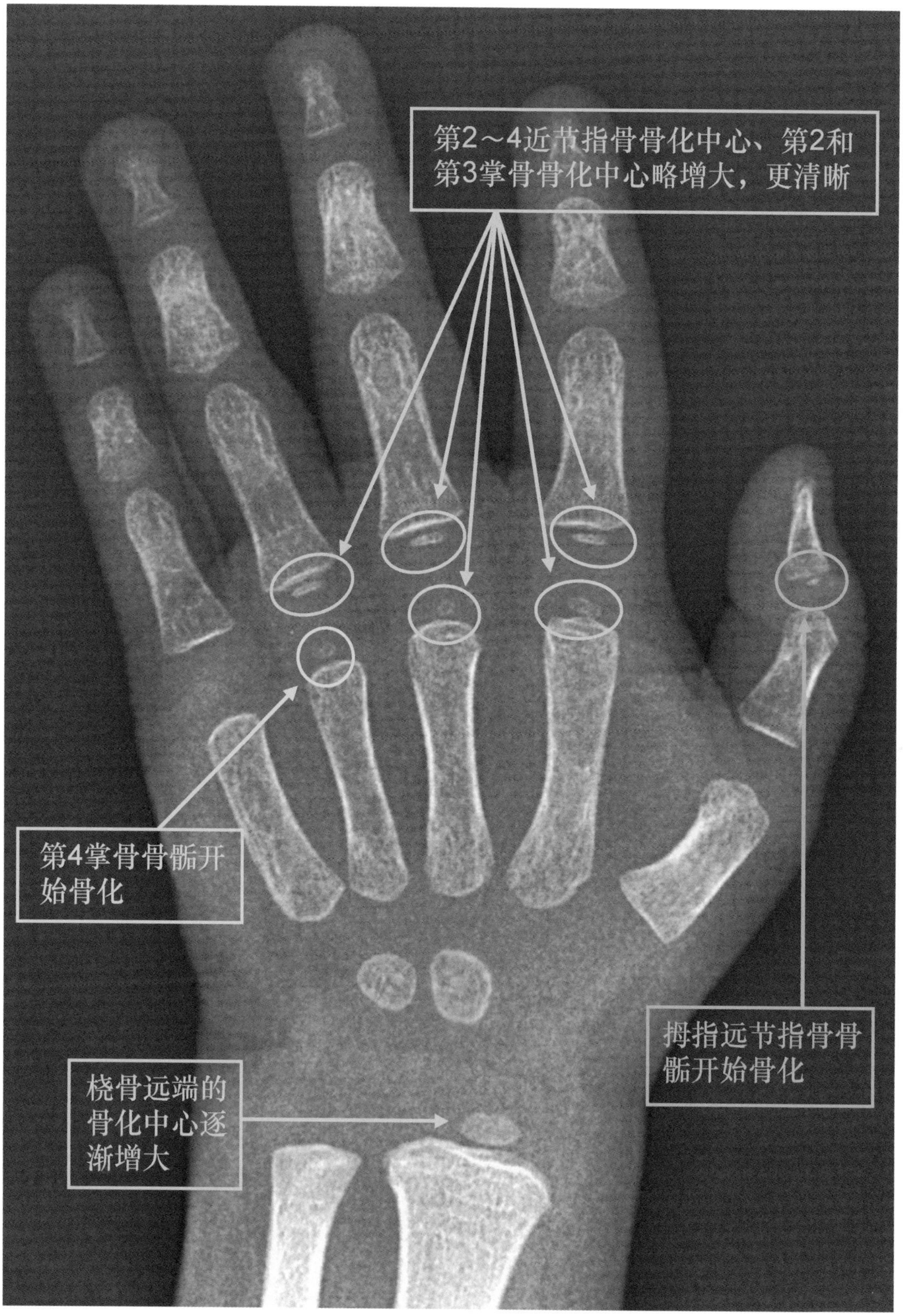
第2～4近节指骨骨化中心、第2和
第3掌骨骨化中心略增大，更清晰
第4掌骨骨骺开
始骨化
拇指远节指骨骨
骺开始骨化
桡骨远端的
骨化中心逐
渐增大

女

骨龄：1 岁 3 个月

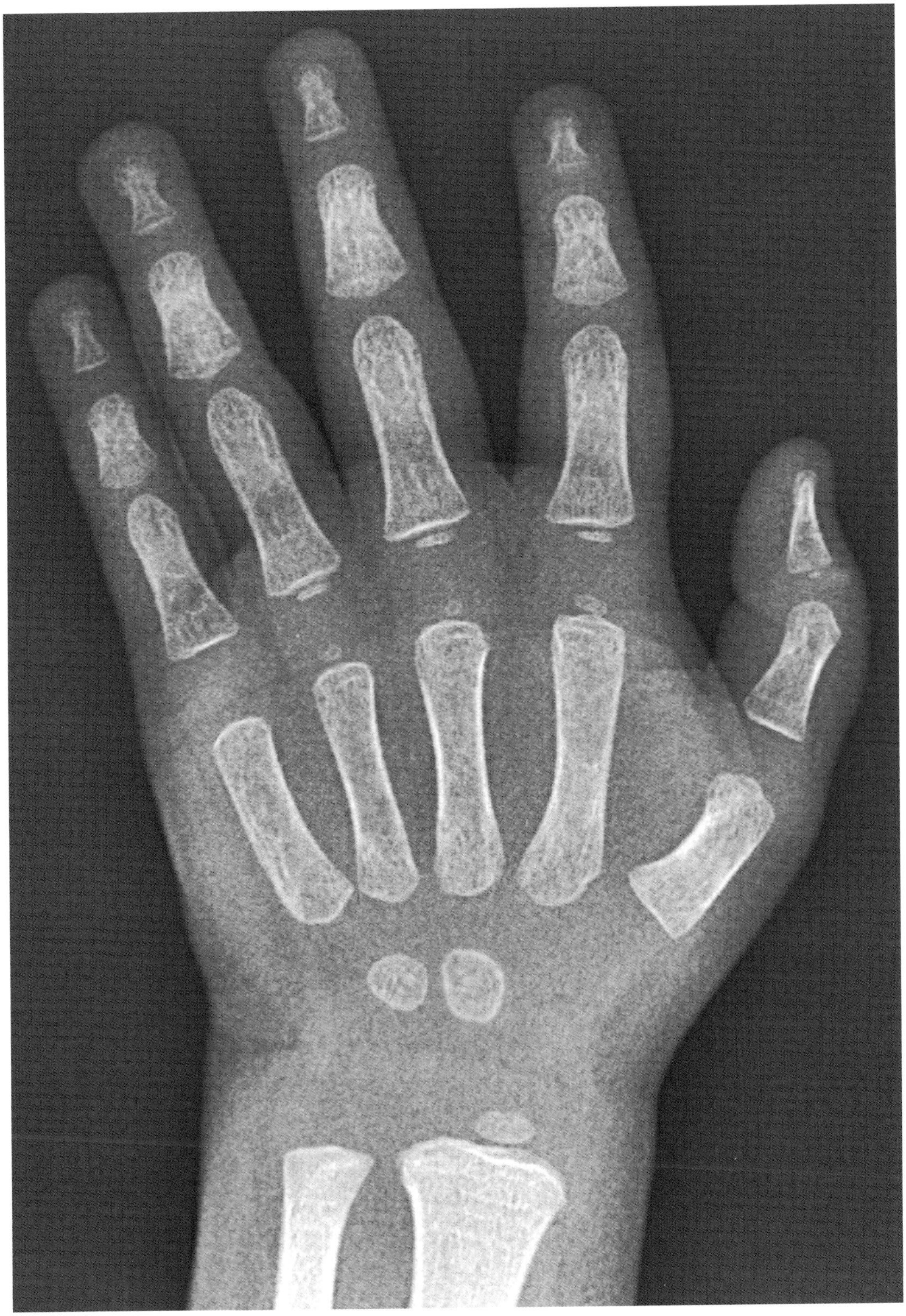

女

骨龄：1岁6个月

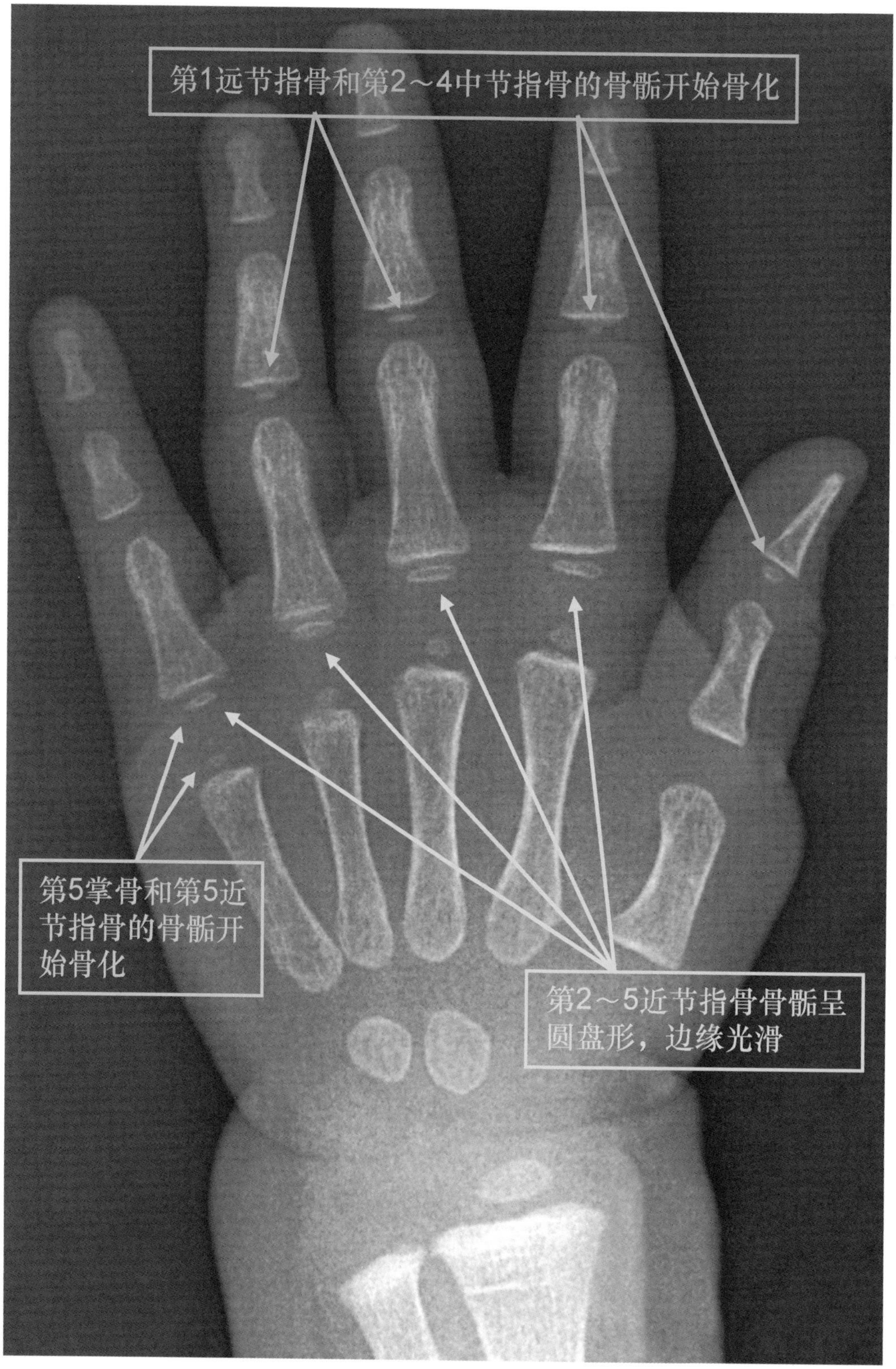
第1远节指骨和第2～4中节指骨的骨骺开始骨化
第5掌骨和第5近节指骨的骨骺开始骨化
第2～5近节指骨骨骺呈圆盘形，边缘光滑

女

骨龄：1 岁 6 个月

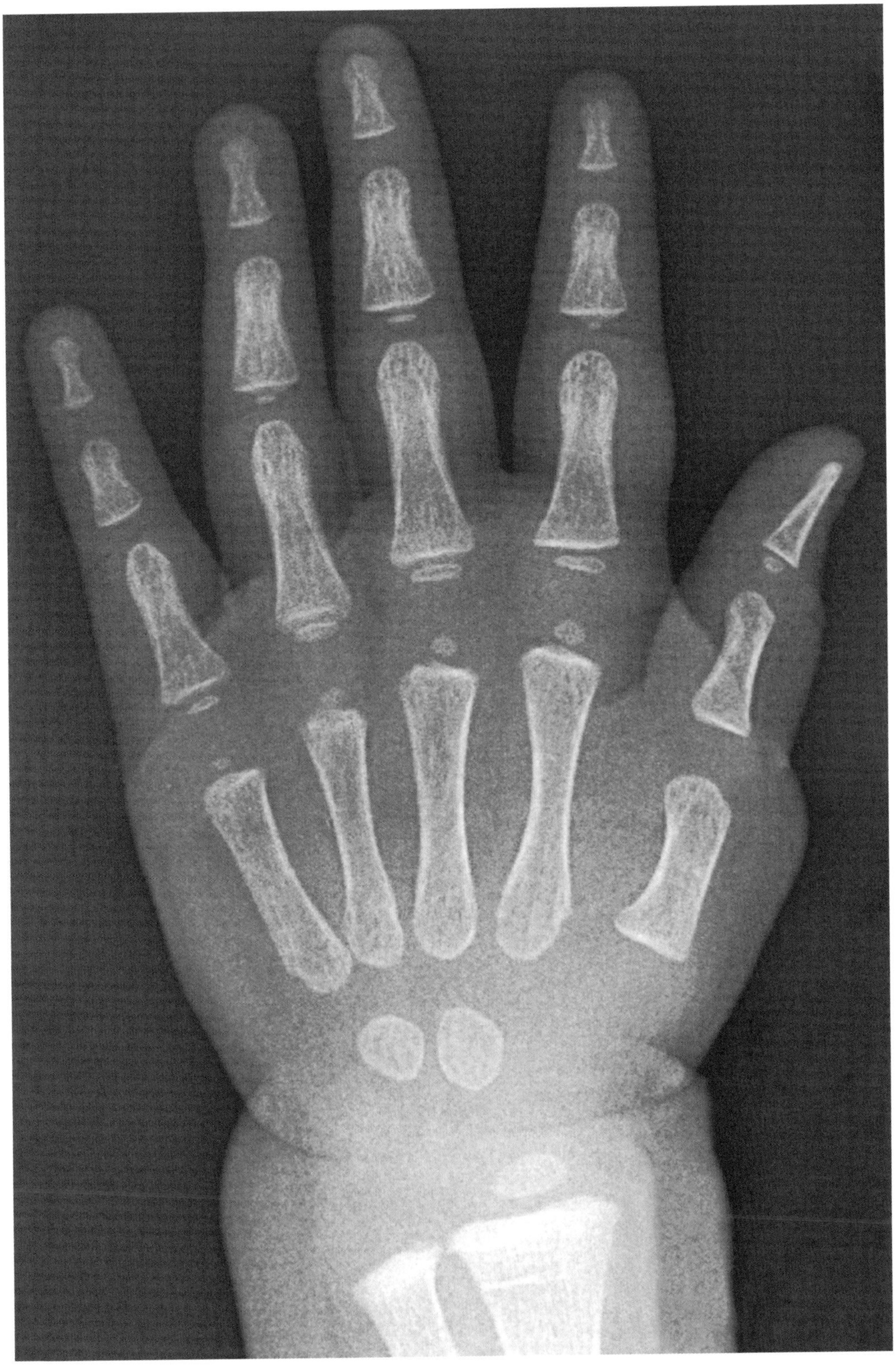

女

骨龄：2 岁

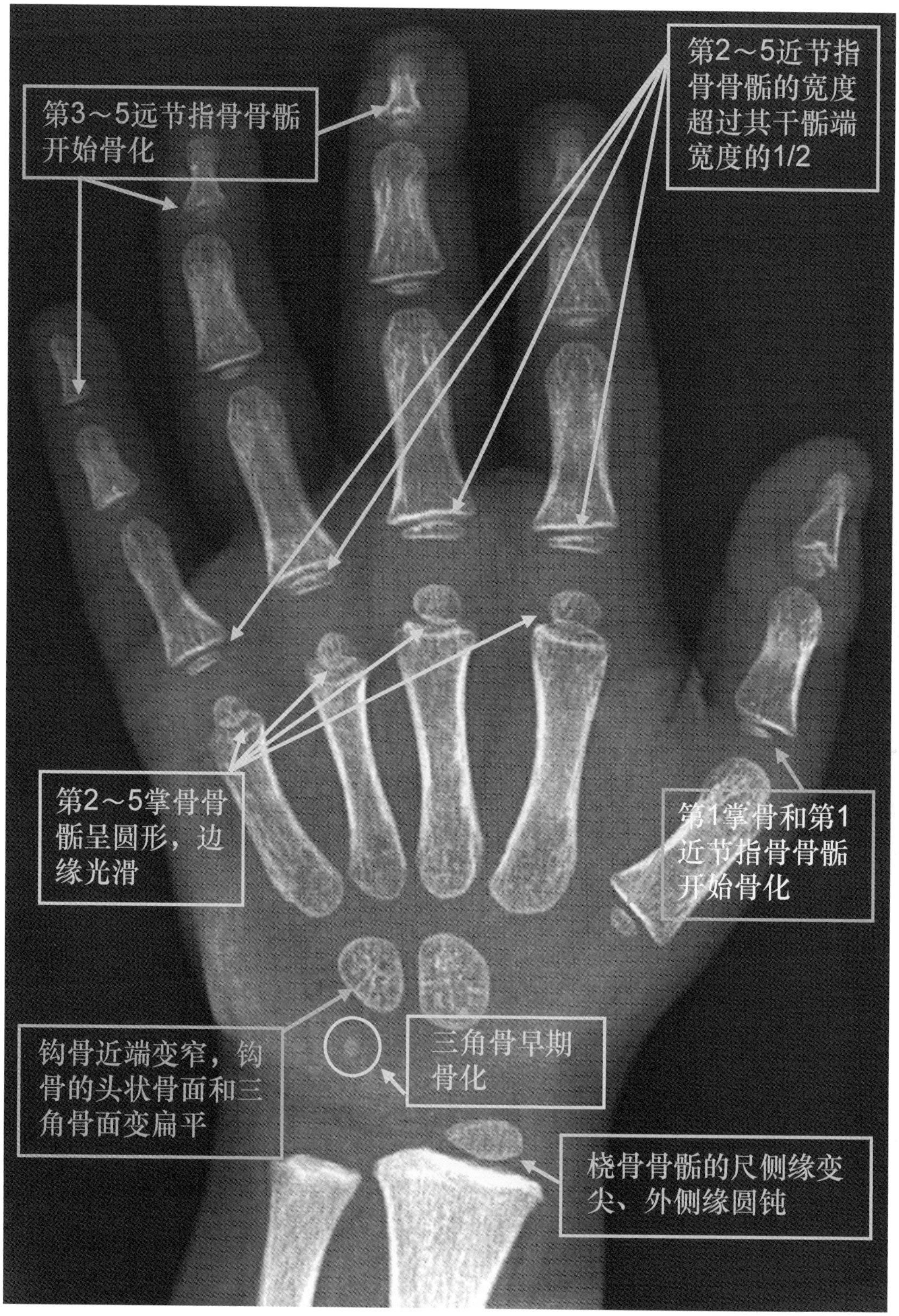
第3～5远节指骨骨骺开始骨化
第2～5近节指骨骨骺的宽度超过其干骺端宽度的1/2
第2～5掌骨骨骺呈圆形，边缘光滑
第1掌骨和第1近节指骨骨骺开始骨化
钩骨近端变窄，钩骨的头状骨面和三角骨面变扁平
三角骨早期骨化
桡骨骨骺的尺侧缘变尖、外侧缘圆钝

女

骨龄：2 岁

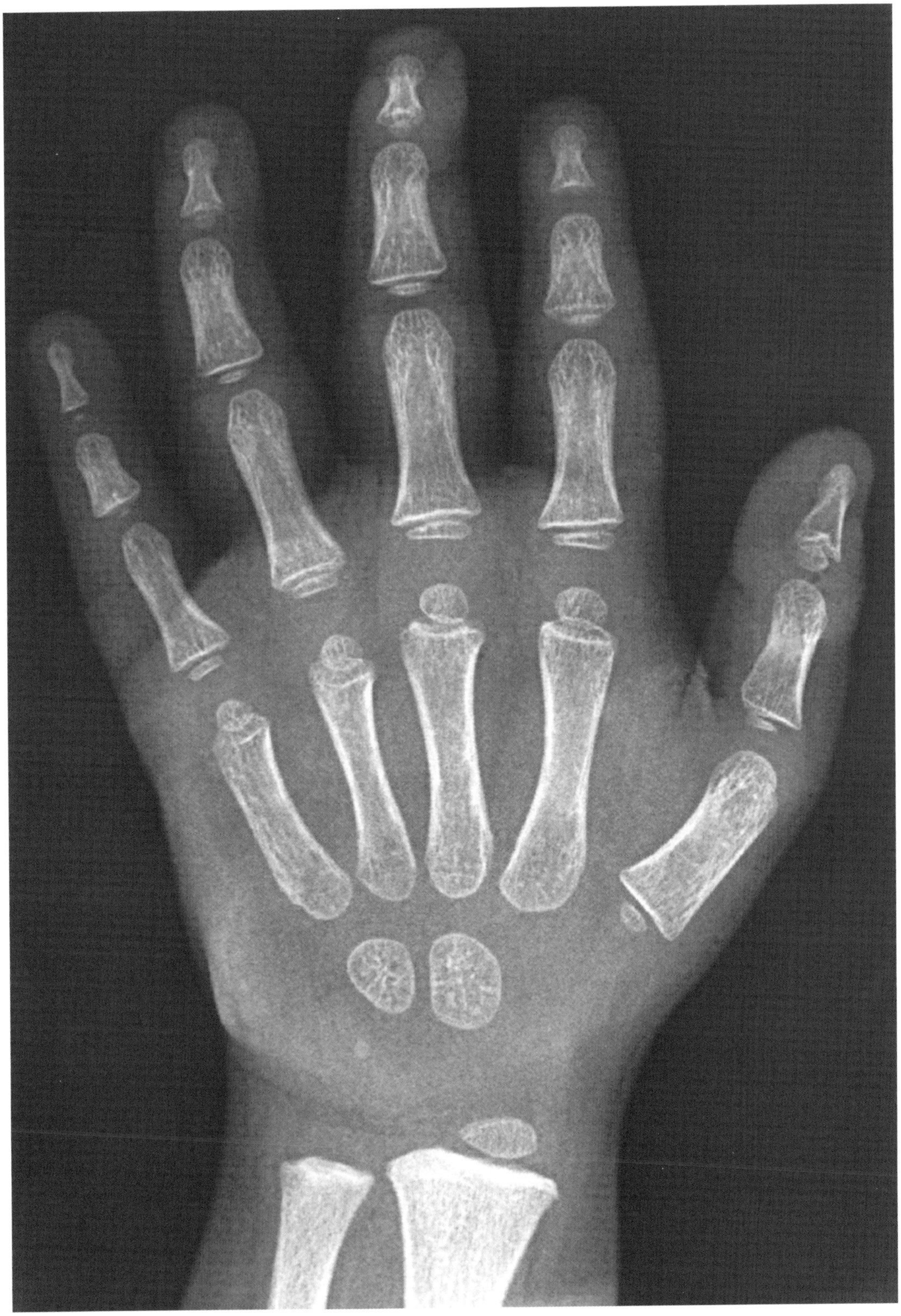

女　　骨龄：2 岁 6 个月

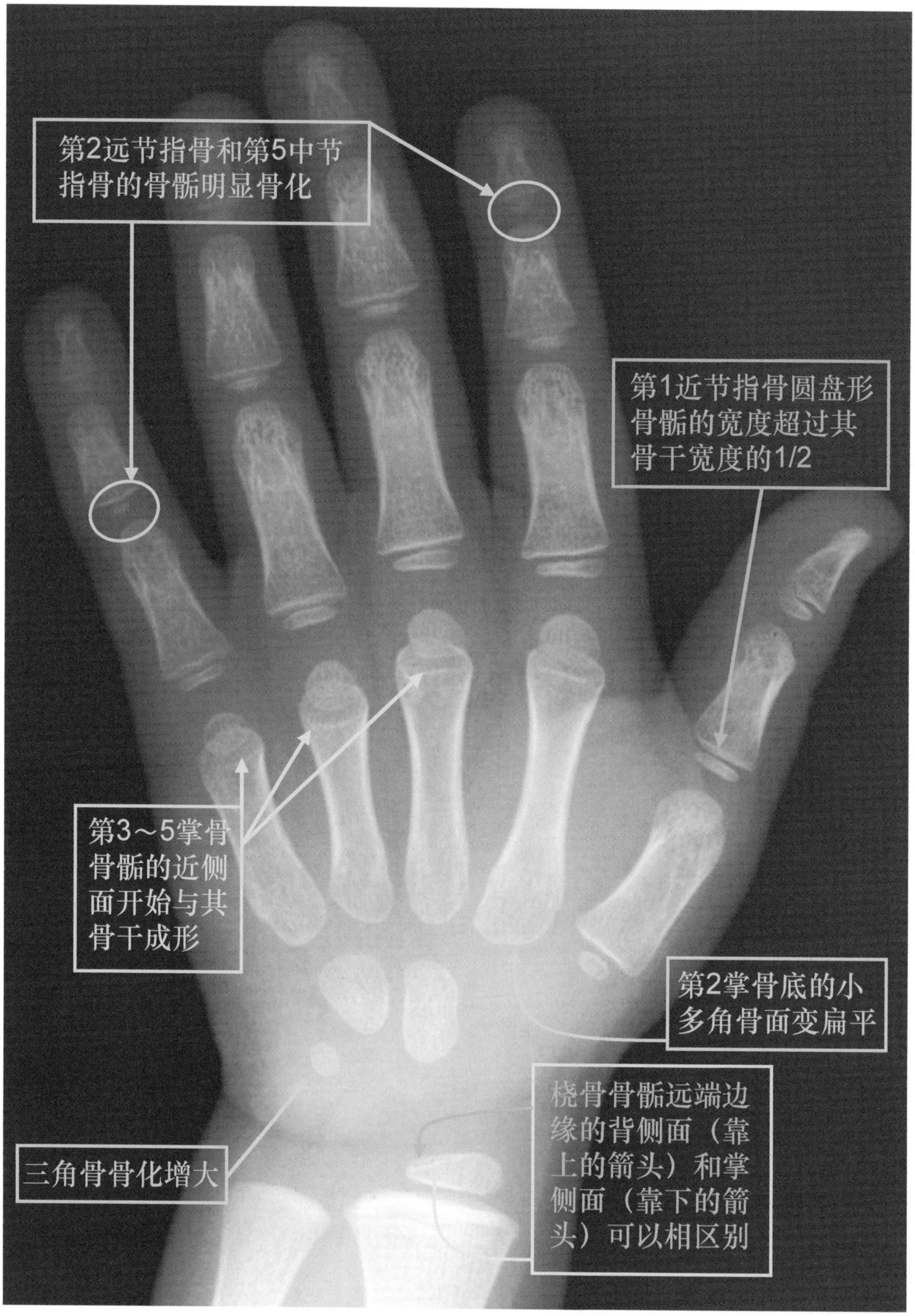
第2远节指骨和第5中节指骨的骨骺明显骨化
第1近节指骨圆盘形骨骺的宽度超过其骨干宽度的1/2
第3～5掌骨骨骺的近侧面开始与其骨干成形
第2掌骨底的小多角骨面变扁平
桡骨骨骺远端边缘的背侧面（靠上的箭头）和掌侧面（靠下的箭头）可以相区别
三角骨骨化增大

女

骨龄：2 岁 6 个月

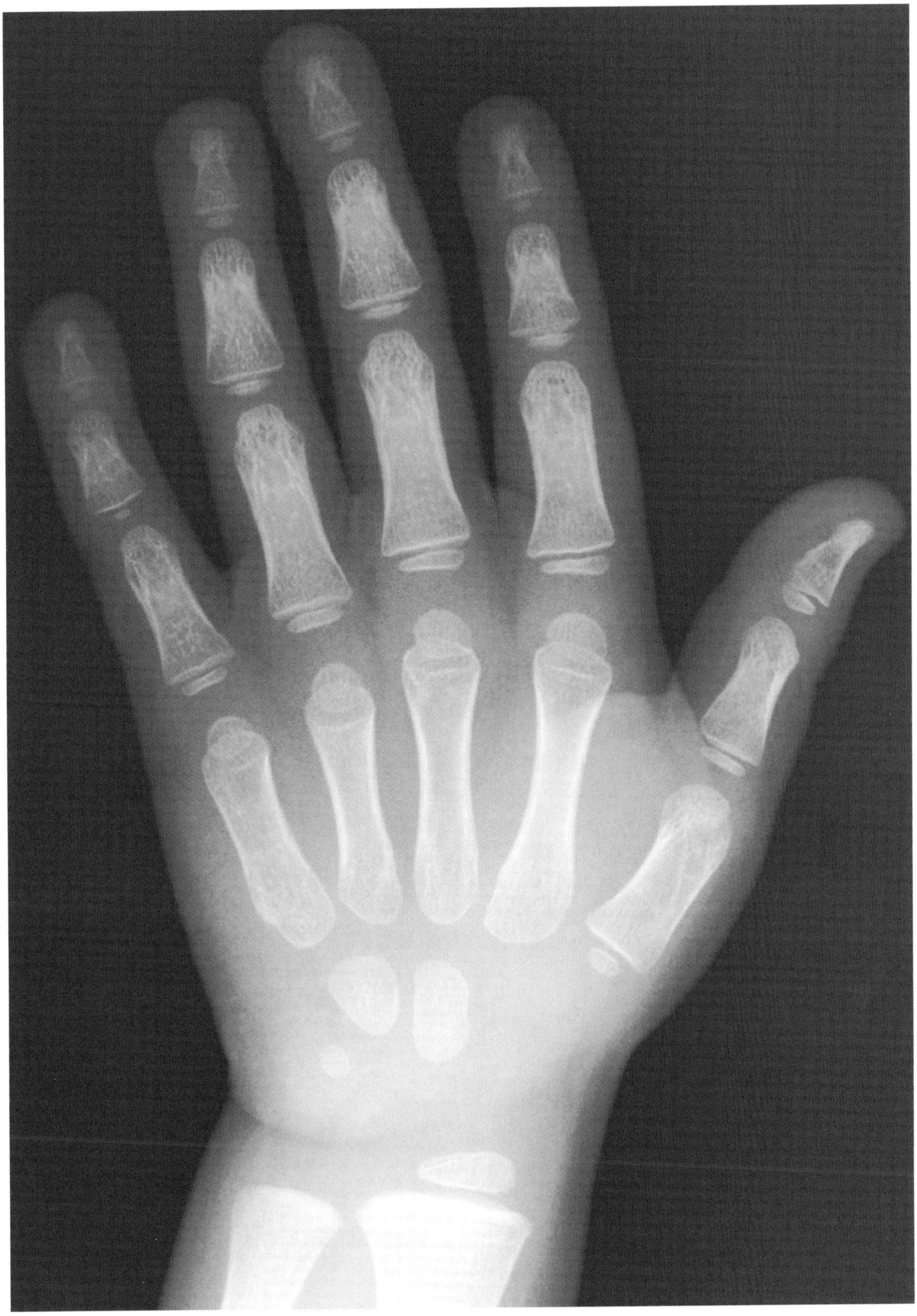

女 骨龄：3 岁

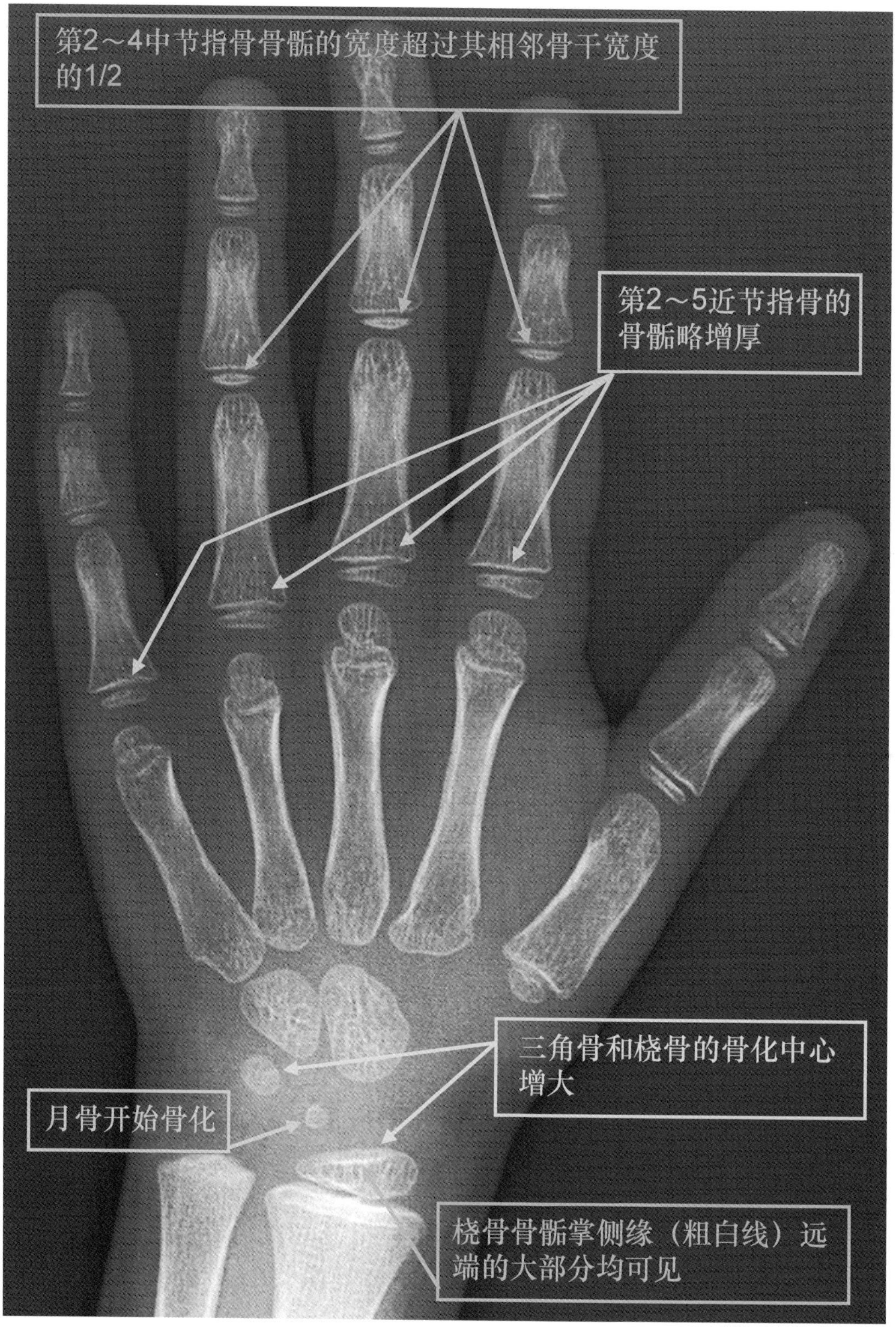
第2～4中节指骨骨骺的宽度超过其相邻骨干宽度的1/2
第2～5近节指骨的骨骺略增厚
三角骨和桡骨的骨化中心增大
月骨开始骨化
桡骨骨骺掌侧缘（粗白线）远端的大部分均可见

女

骨龄：3 岁

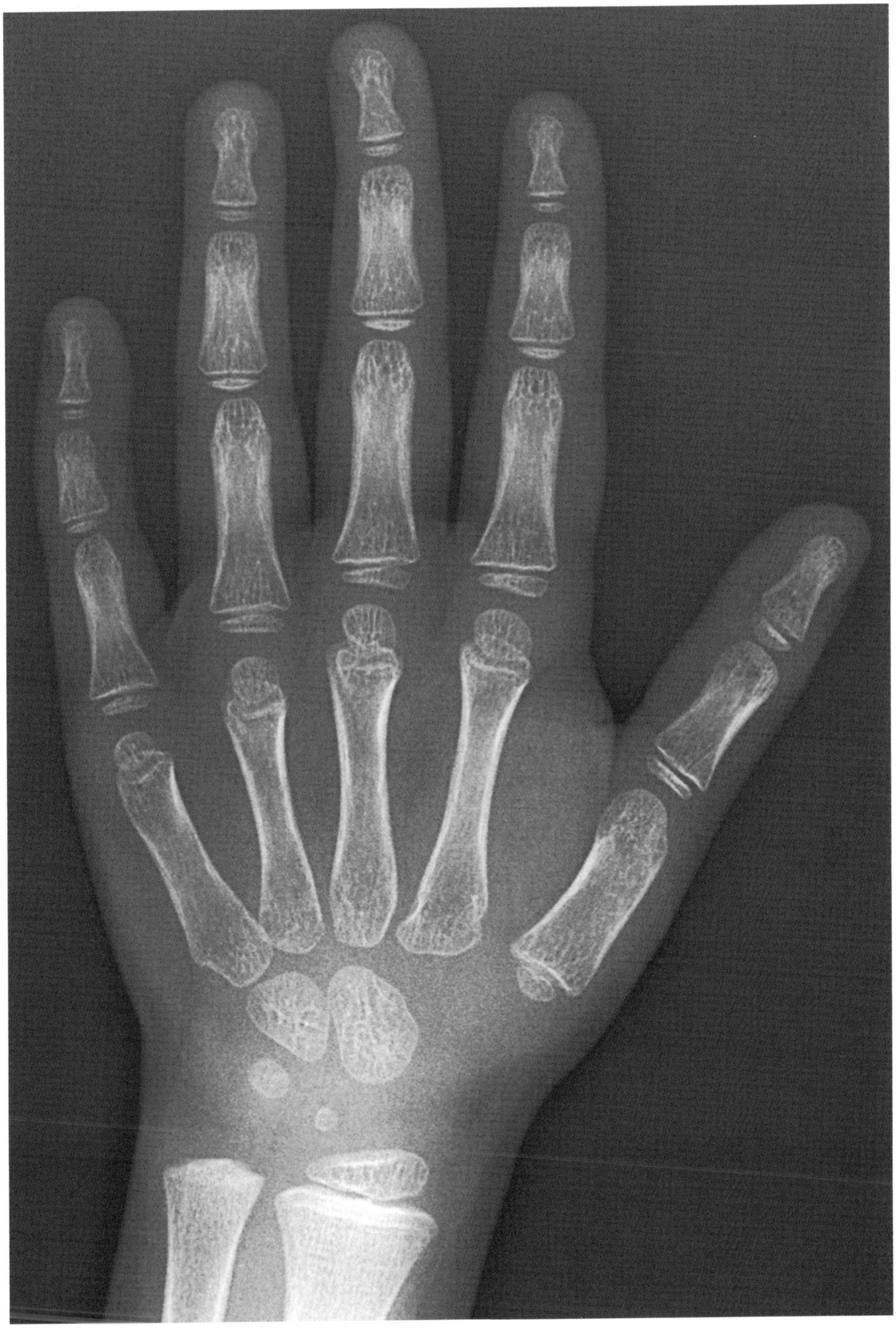

女 **骨龄：3 岁 6 个月**

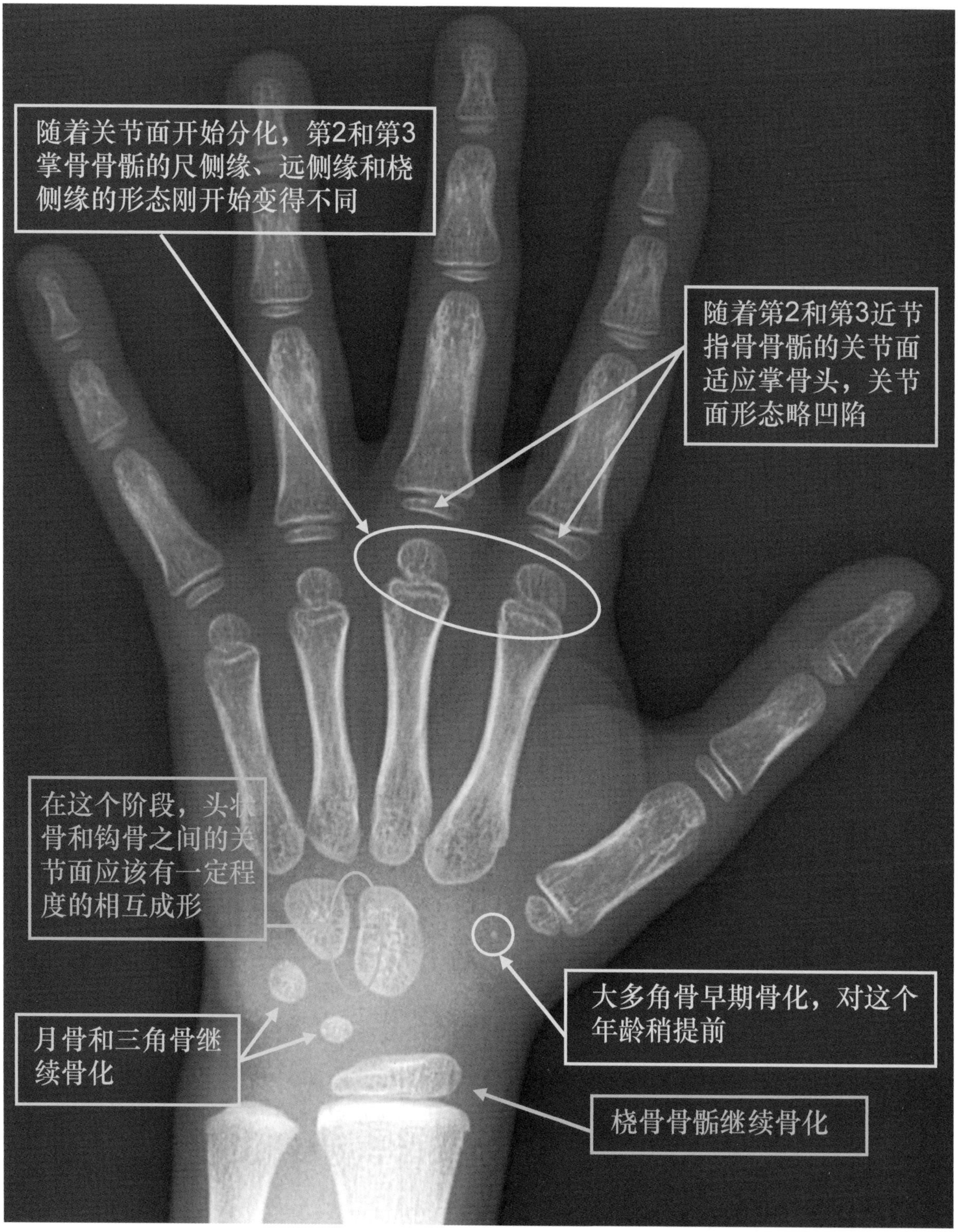
随着关节面开始分化，第2和第3掌骨骨骺的尺侧缘、远侧缘和桡侧缘的形态刚开始变得不同
随着第2和第3近节指骨骨骺的关节面适应掌骨头，关节面形态略凹陷
在这个阶段，头状骨和钩骨之间的关节面应该有一定程度的相互成形
大多角骨早期骨化，对这个年龄稍提前
月骨和三角骨继续骨化
桡骨骨骺继续骨化

女 骨龄：3岁6个月

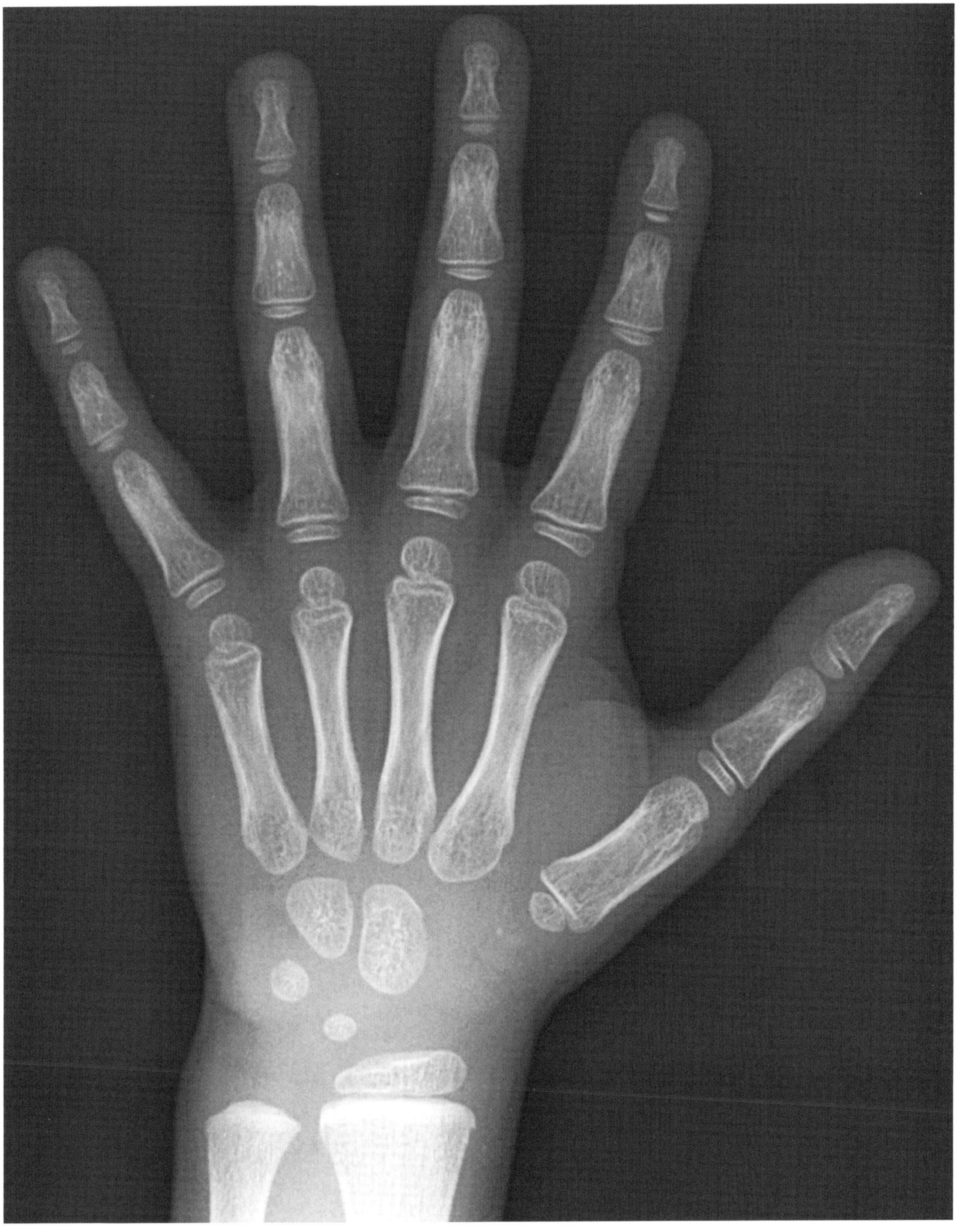

女

骨龄：4 岁 2 个月

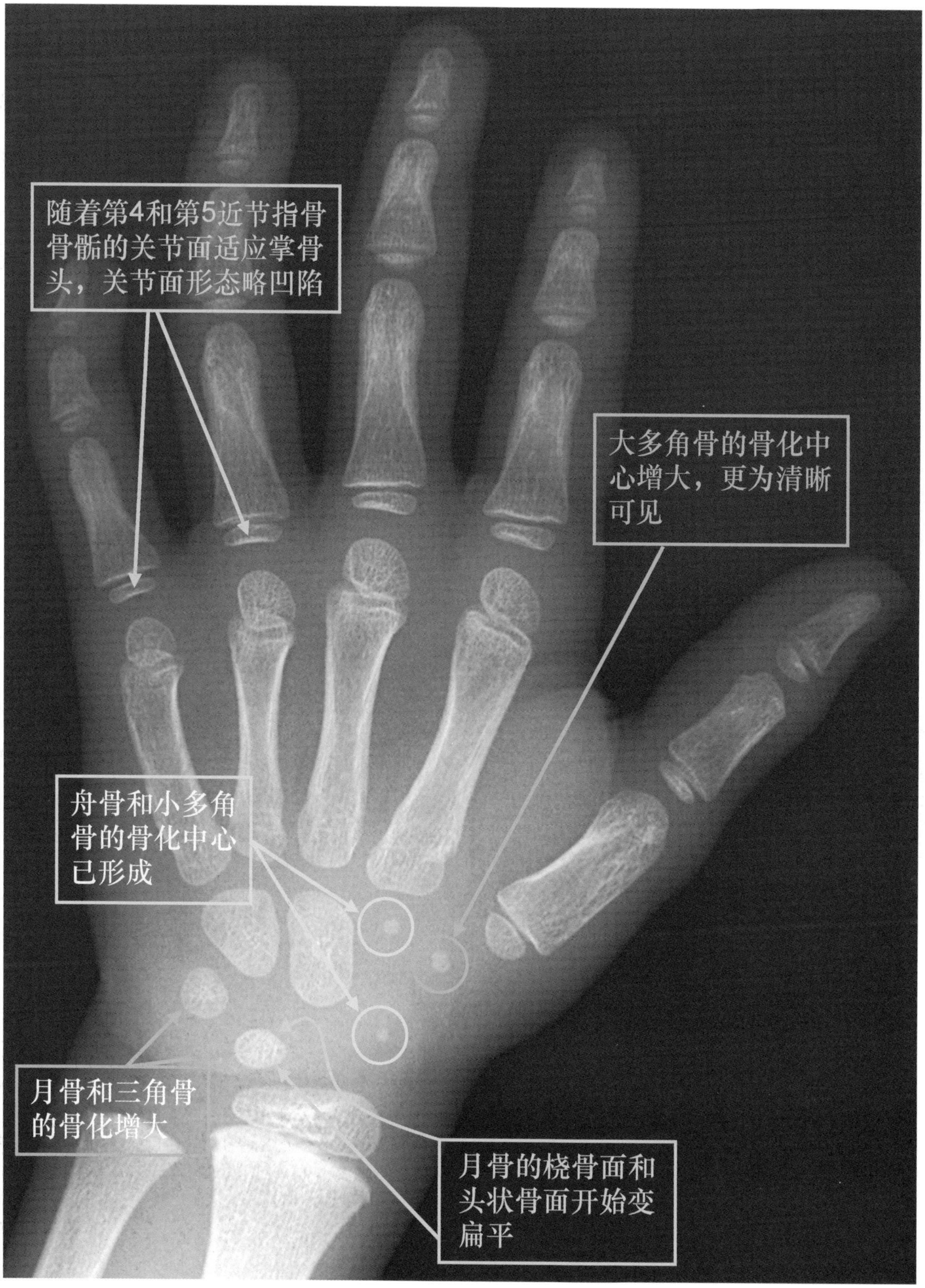
随着第4和第5近节指骨骨骺的关节面适应掌骨头，关节面形态略凹陷
大多角骨的骨化中心增大，更为清晰可见
舟骨和小多角骨的骨化中心已形成
月骨和三角骨的骨化增大
月骨的桡骨面和头状骨面开始变扁平

女 **骨龄：4 岁 2 个月**

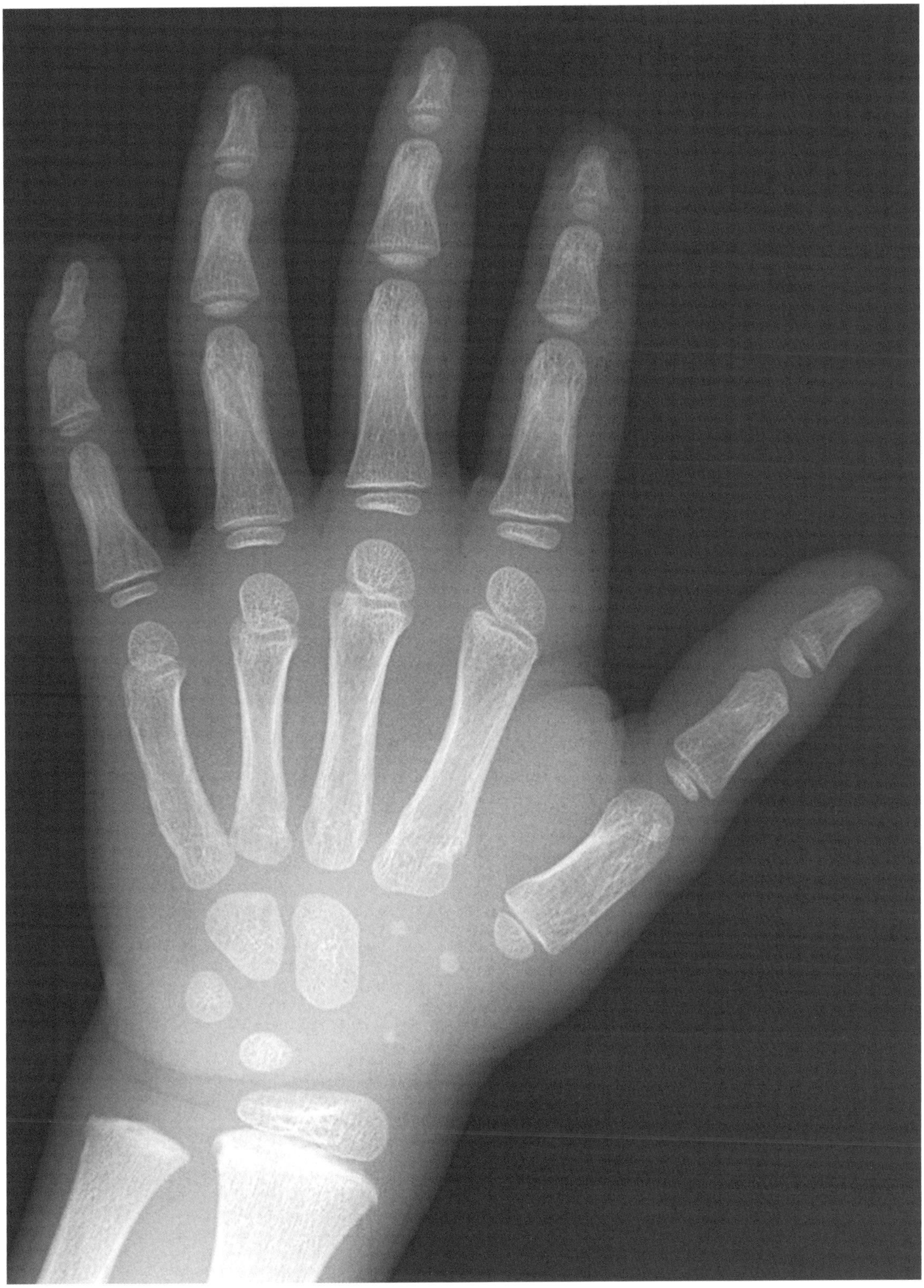

女　　骨龄：5岁

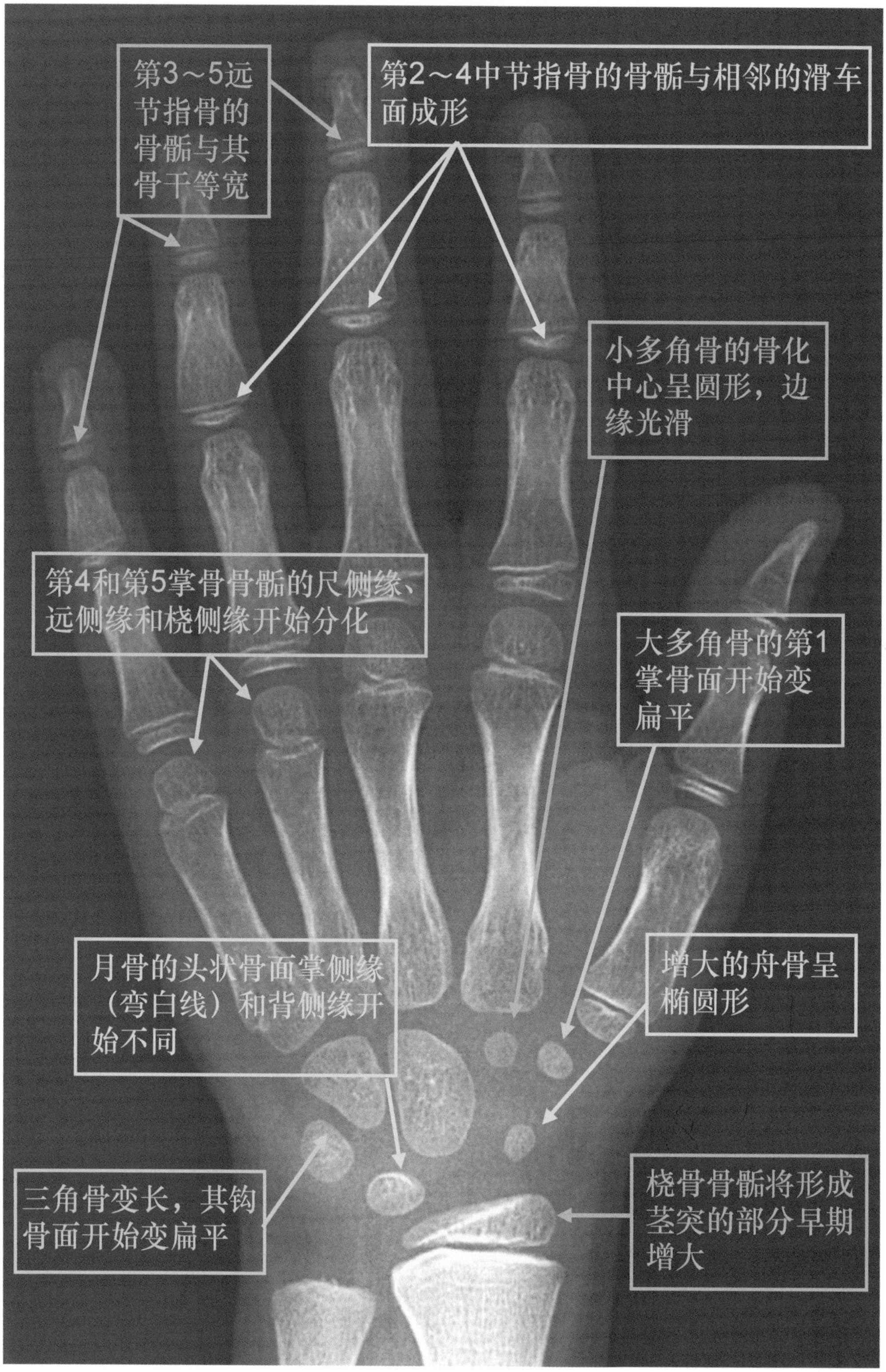
第3～5远节指骨的骨骺与其骨干等宽
第2～4中节指骨的骨骺与相邻的滑车面成形
小多角骨的骨化中心呈圆形，边缘光滑
第4和第5掌骨骨骺的尺侧缘、远侧缘和桡侧缘开始分化
大多角骨的第1掌骨面开始变扁平
月骨的头状骨面掌侧缘（弯白线）和背侧缘开始不同
增大的舟骨呈椭圆形
三角骨变长，其钩骨面开始变扁平
桡骨骨骺将形成茎突的部分早期增大

女

骨龄：5岁

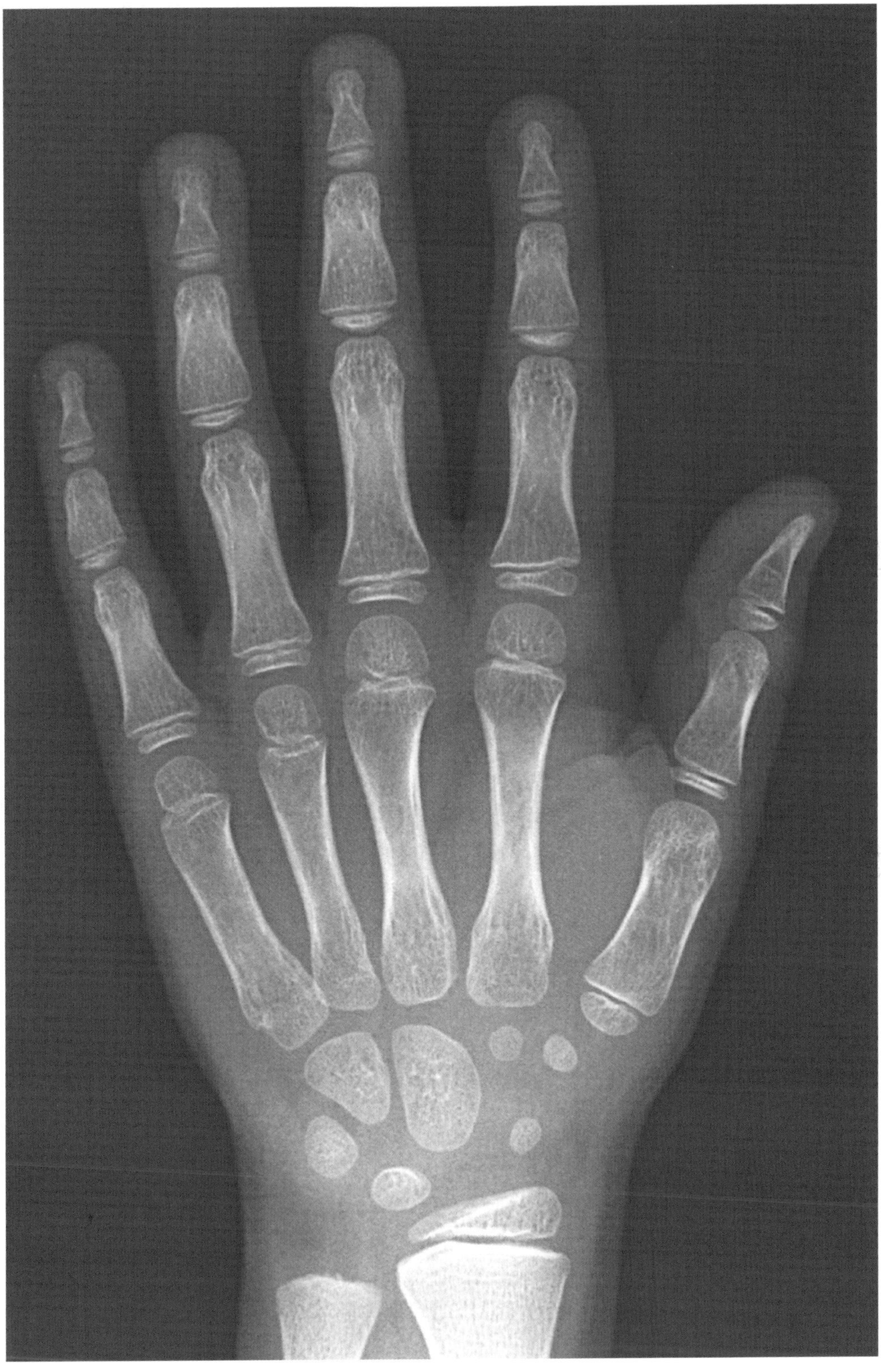

女 **骨龄：5岁9个月**

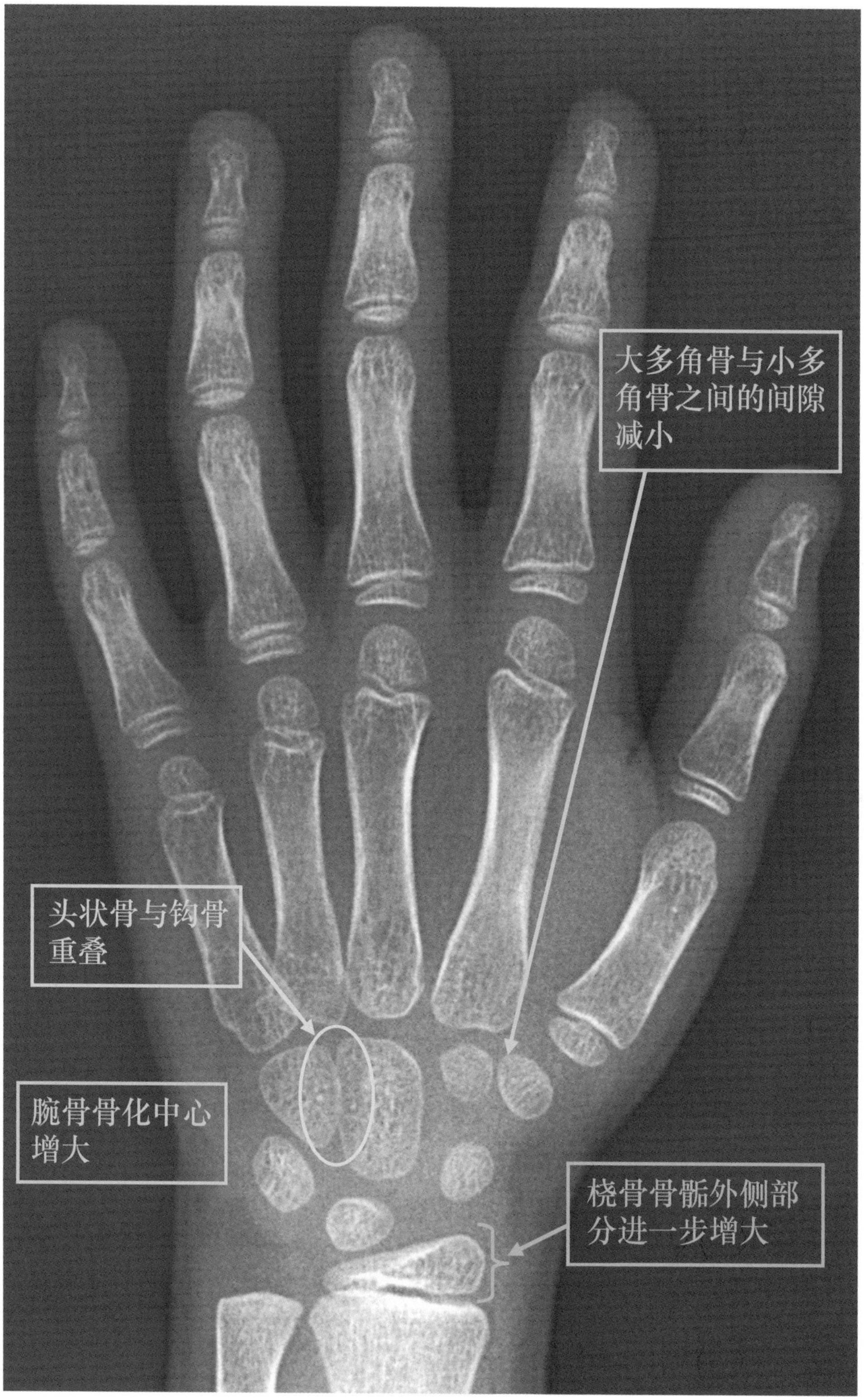

女

骨龄：5 岁 9 个月

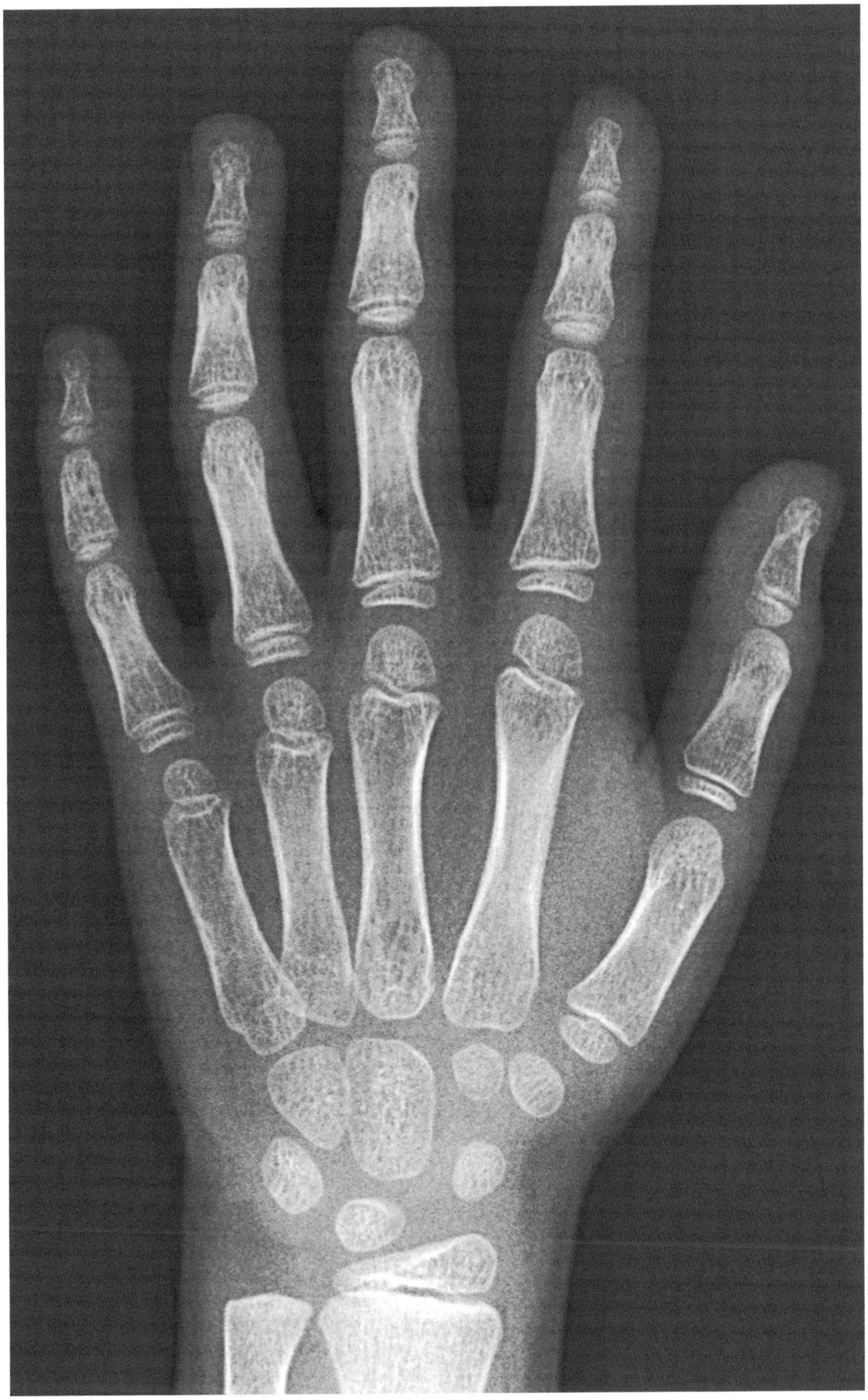

女　　　　骨龄：6 岁 10 个月

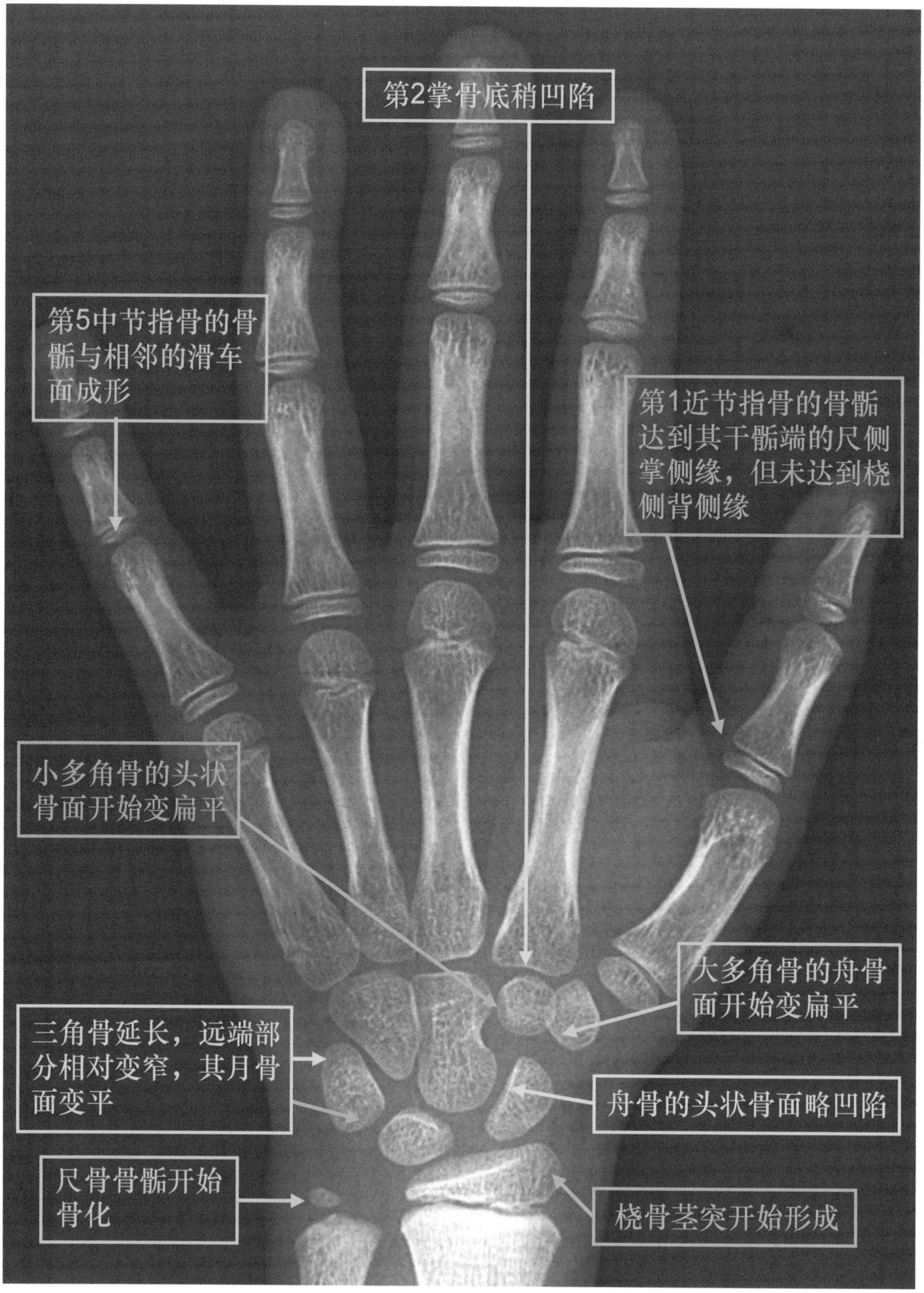
第2掌骨底稍凹陷
第5中节指骨的骨骺与相邻的滑车面成形
第1近节指骨的骨骺达到其干骺端的尺侧掌侧缘，但未达到桡侧背侧缘
小多角骨的头状骨面开始变扁平
大多角骨的舟骨面开始变扁平
三角骨延长，远端部分相对变窄，其月骨面变平
舟骨的头状骨面略凹陷
尺骨骨骺开始骨化
桡骨茎突开始形成

女

骨龄：6 岁 10 个月

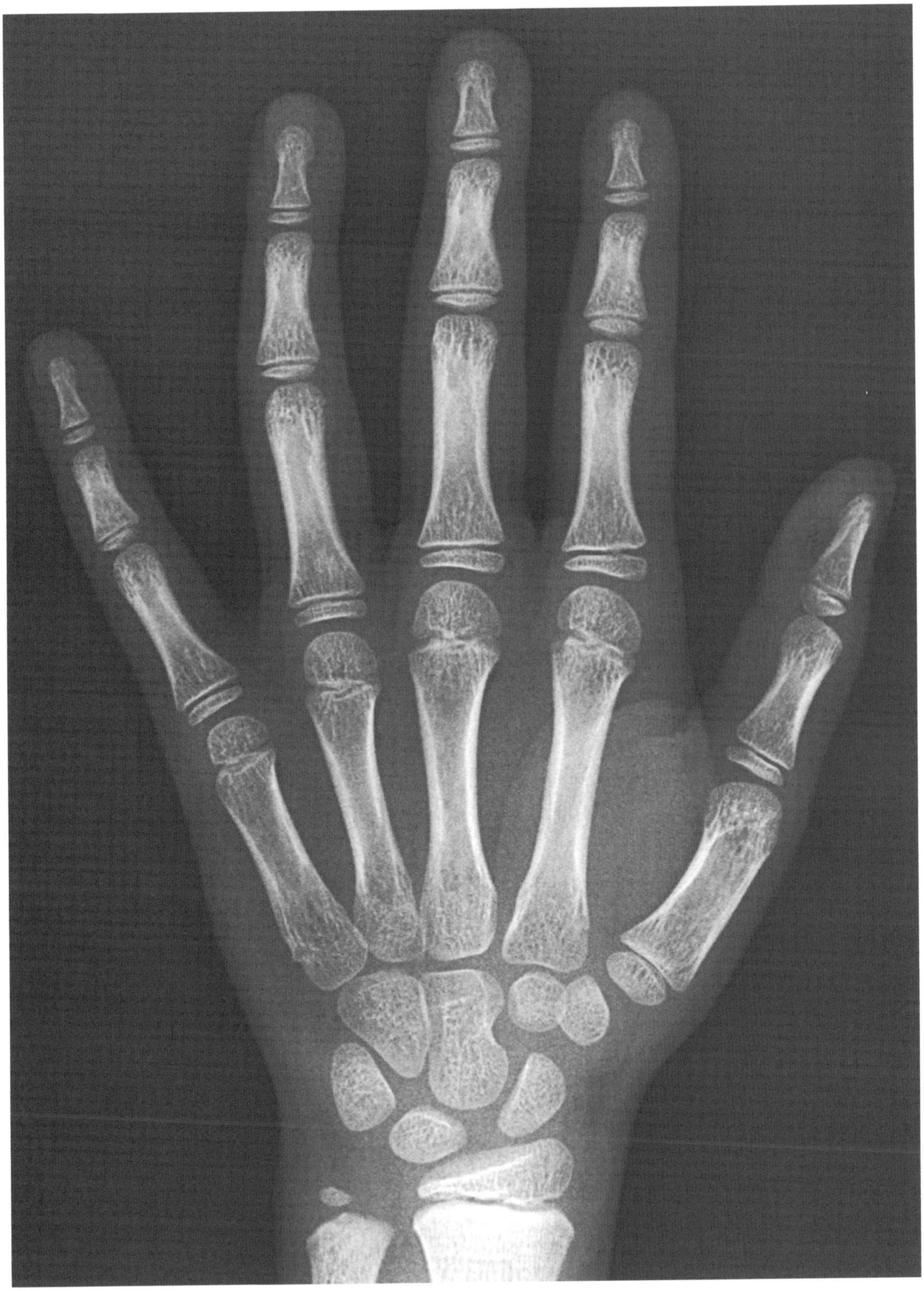

女　　骨龄：7 岁 10 个月

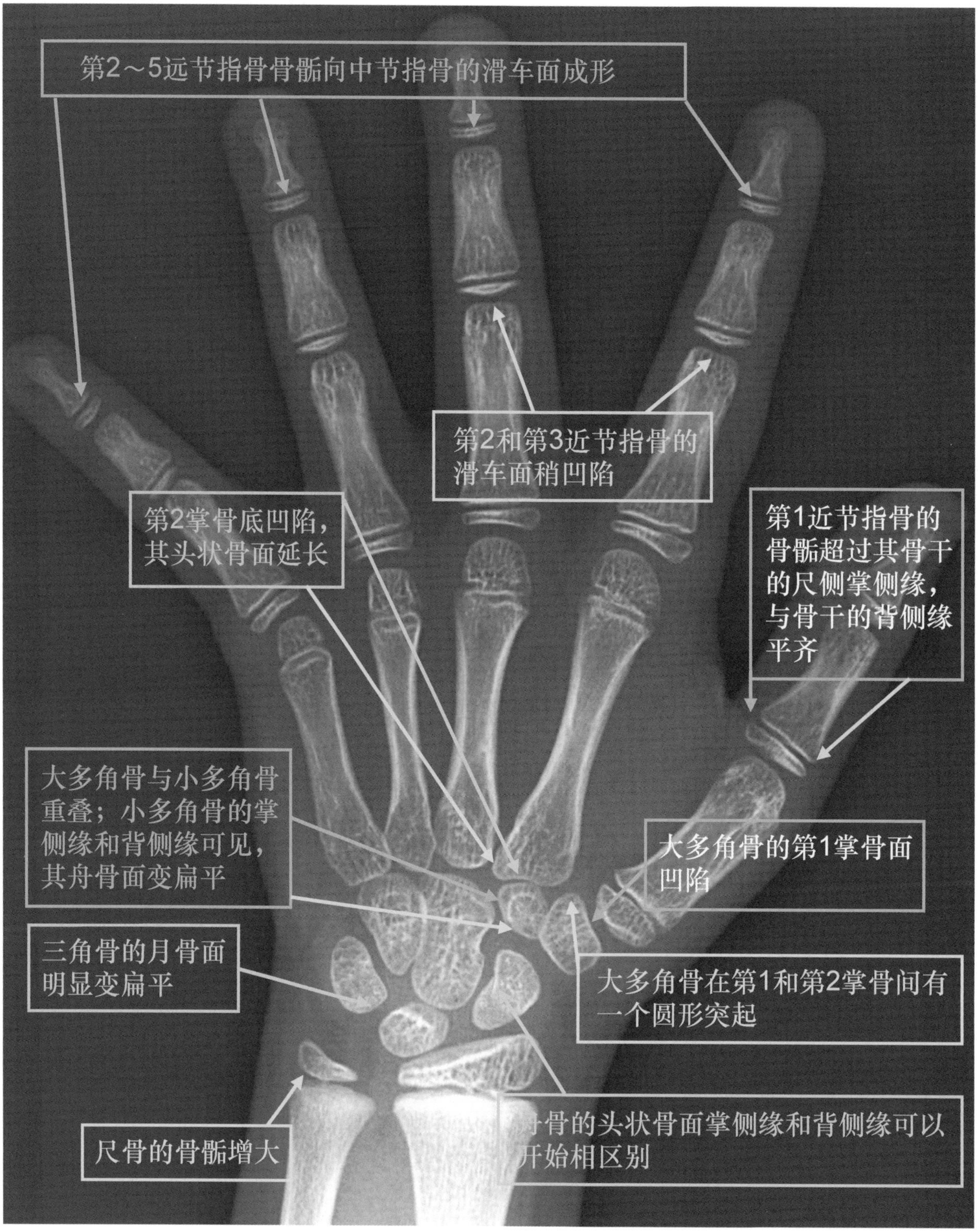
第2～5远节指骨骨骺向中节指骨的滑车面成形
第2和第3近节指骨的滑车面稍凹陷
第2掌骨底凹陷，其头状骨面延长
第1近节指骨的骨骺超过其骨干的尺侧掌侧缘，与骨干的背侧缘平齐
大多角骨与小多角骨重叠；小多角骨的掌侧缘和背侧缘可见，其舟骨面变扁平
大多角骨的第1掌骨面凹陷
三角骨的月骨面明显变扁平
大多角骨在第1和第2掌骨间有一个圆形突起
尺骨的骨骺增大
骨的头状骨面掌侧缘和背侧缘可以开始相区别

女

骨龄：7 岁 10 个月

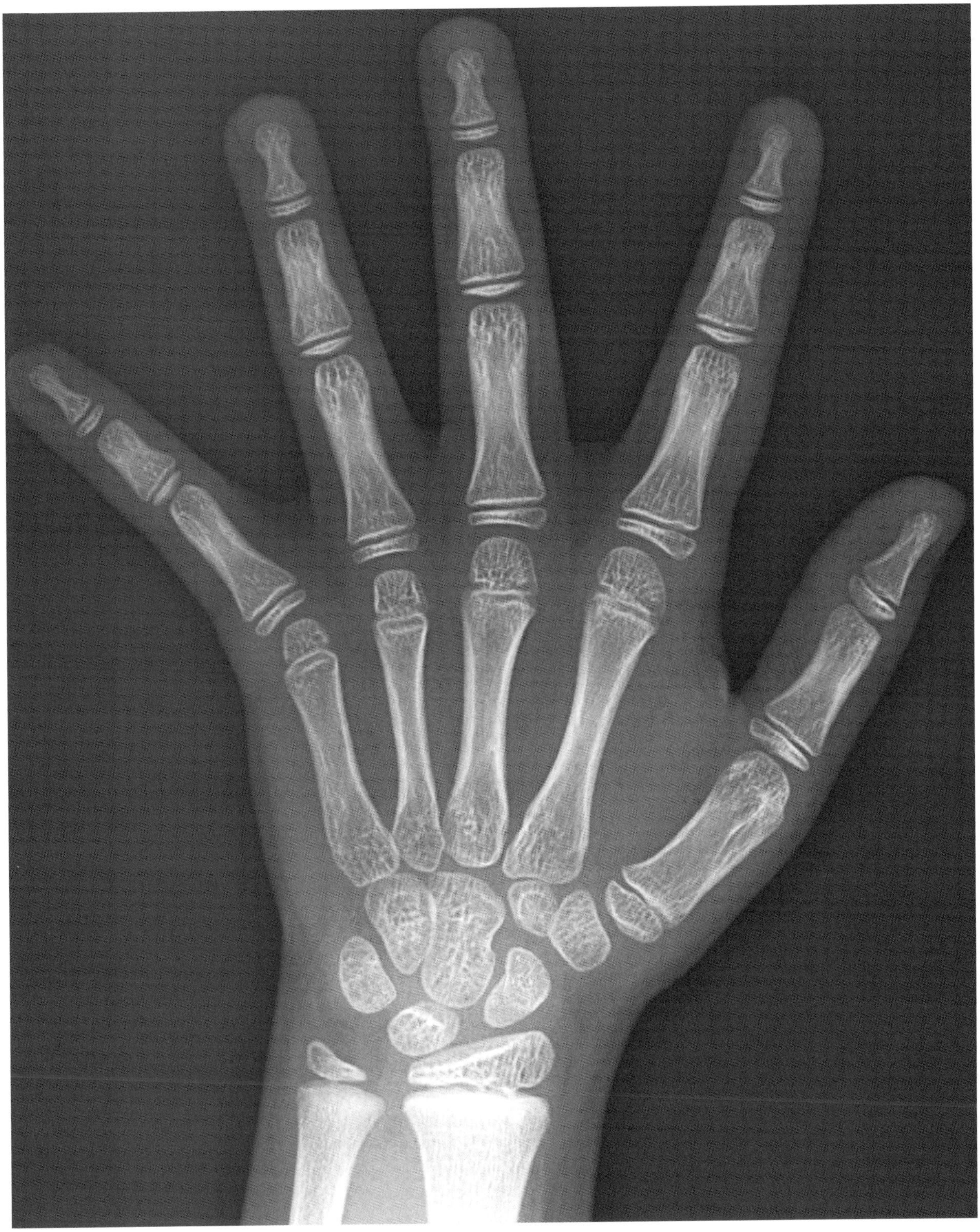

女

骨龄：8岁10个月

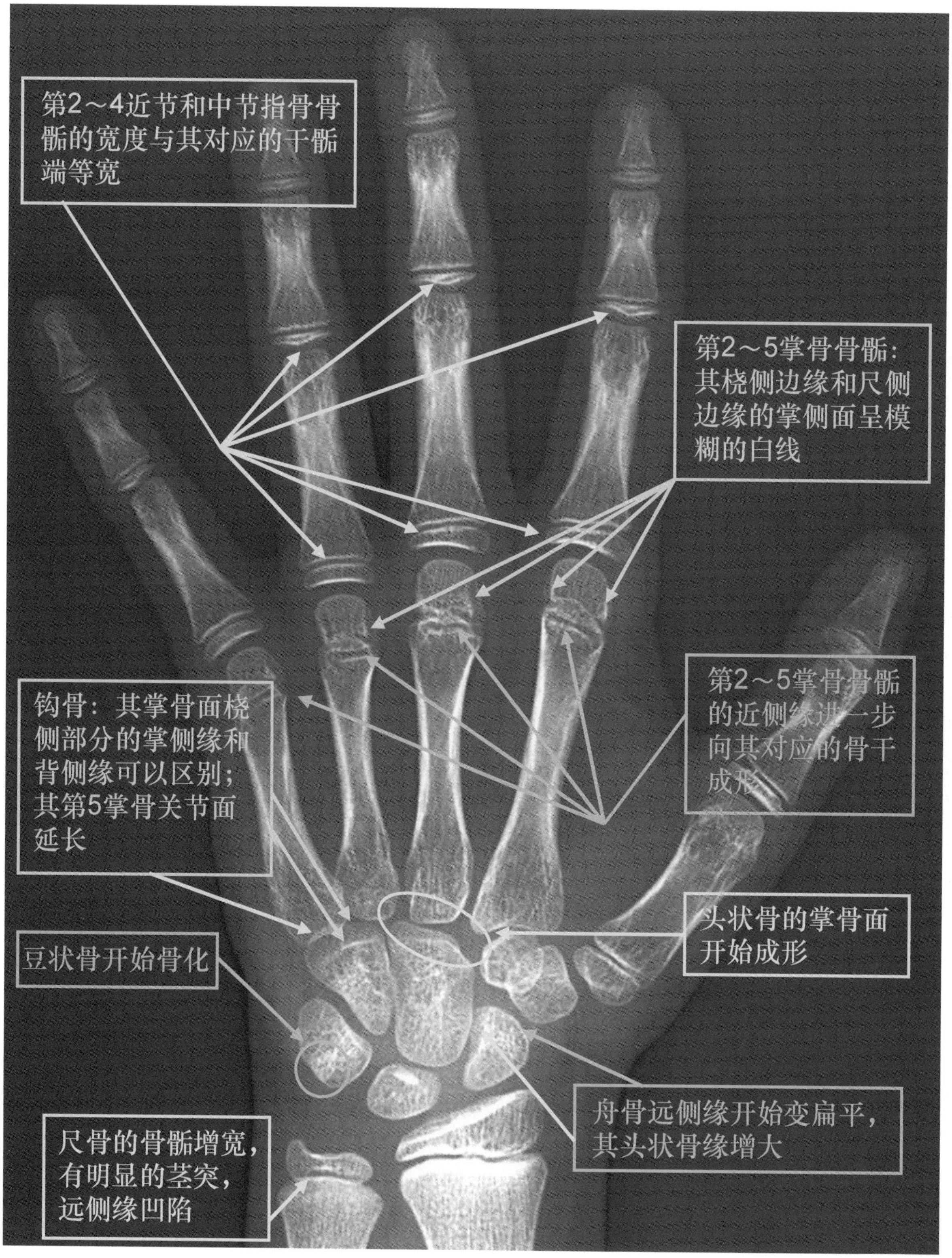
第2～4近节和中节指骨骨骺的宽度与其对应的干骺端等宽
第2～5掌骨骨骺：其桡侧边缘和尺侧边缘的掌侧面呈模糊的白线
第2～5掌骨骨骺的近侧缘进一步向其对应的骨干成形
钩骨：其掌骨面桡侧部分的掌侧缘和背侧缘可以区别；其第5掌骨关节面延长
头状骨的掌骨面开始成形
豆状骨开始骨化
舟骨远侧缘开始变扁平，其头状骨缘增大
尺骨的骨骺增宽，有明显的茎突，远侧缘凹陷

女

骨龄：8 岁 10 个月

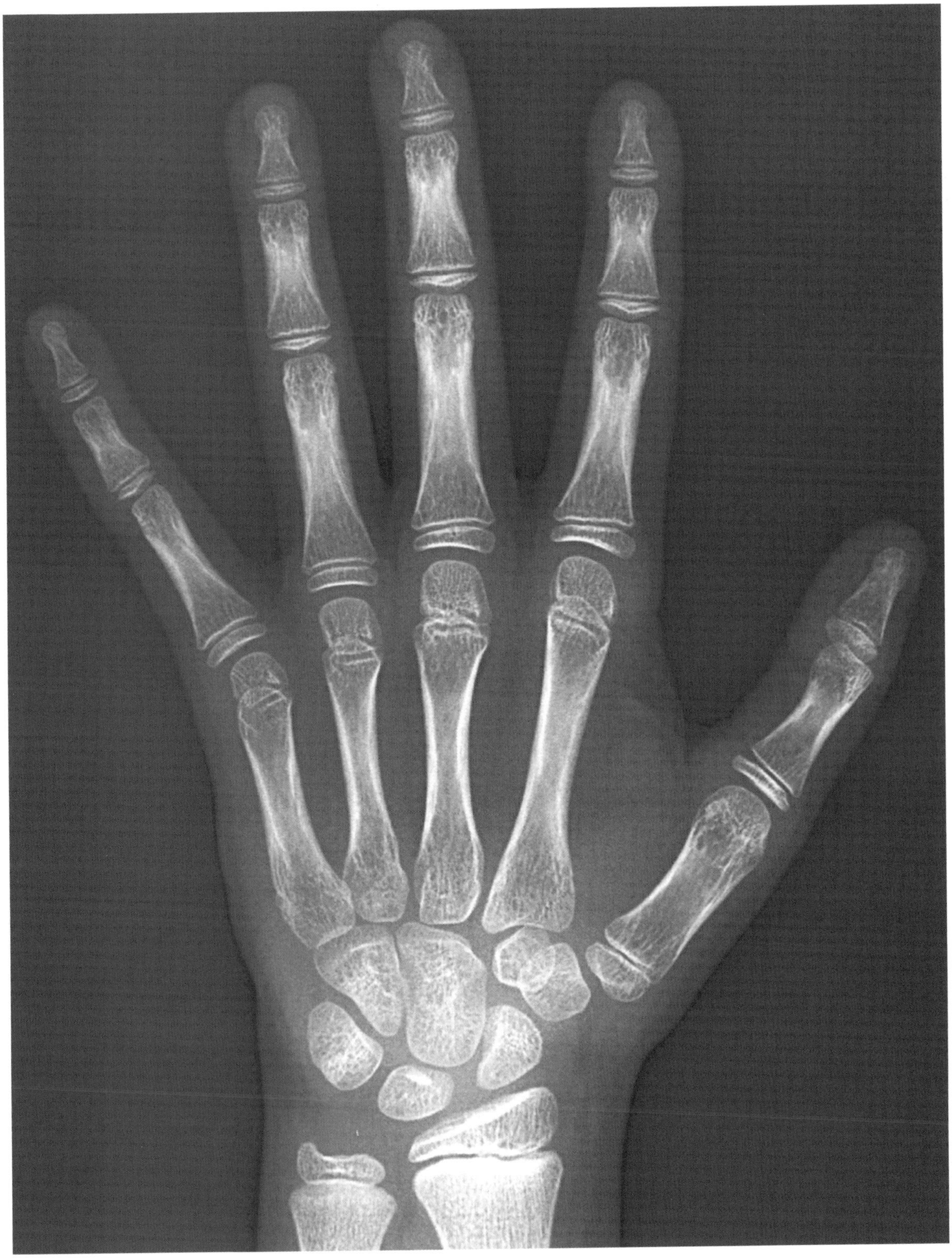

女

骨龄：10 岁

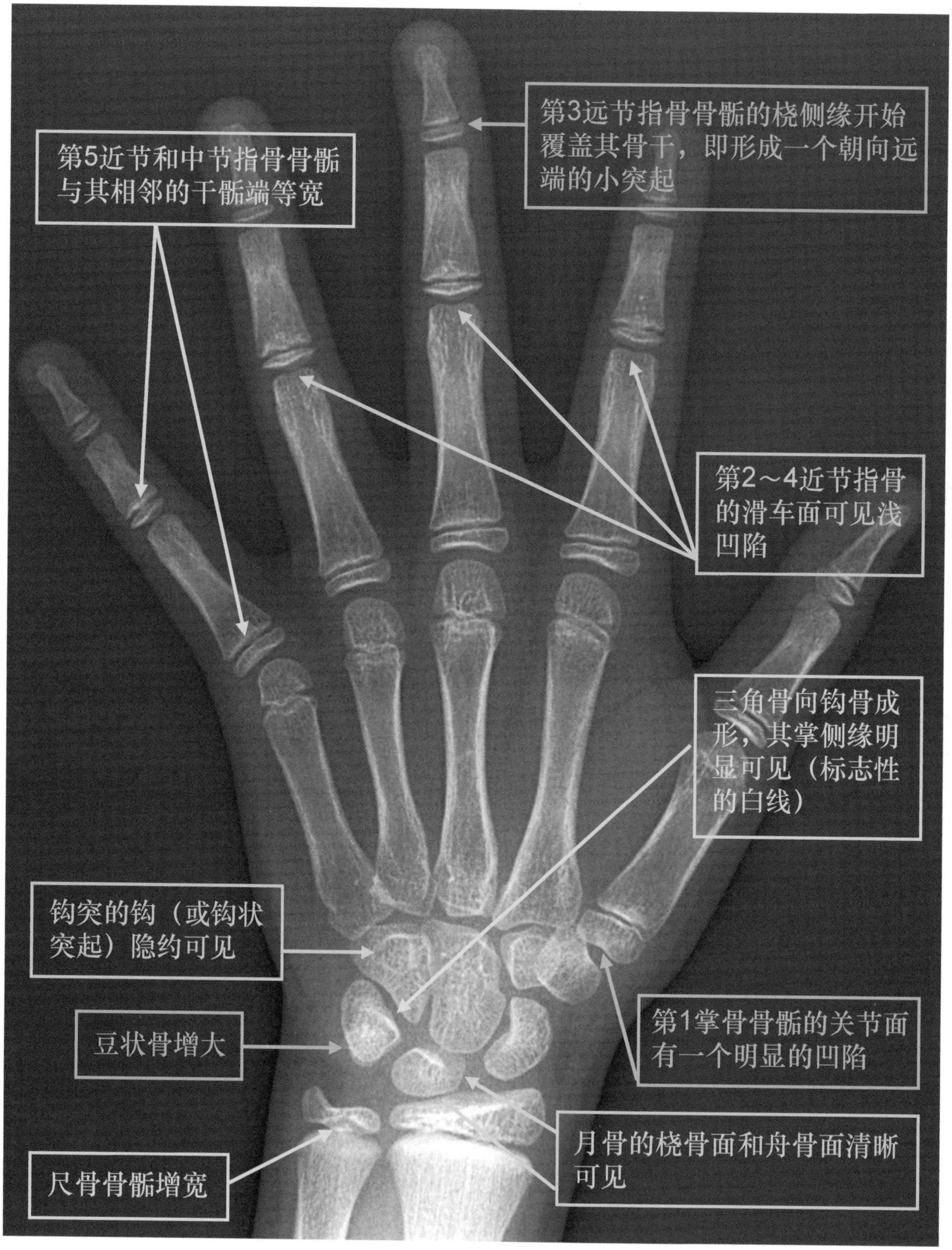
第3远节指骨骨骺的桡侧缘开始覆盖其骨干，即形成一个朝向远端的小突起
第5近节和中节指骨骨骺与其相邻的干骺端等宽
第2～4近节指骨的滑车面可见浅凹陷
三角骨向钩骨成形，其掌侧缘明显可见（标志性的白线）
钩突的钩（或钩状突起）隐约可见
豆状骨增大
第1掌骨骨骺的关节面有一个明显的凹陷
尺骨骨骺增宽
月骨的桡骨面和舟骨面清晰可见

女

骨龄：10 岁

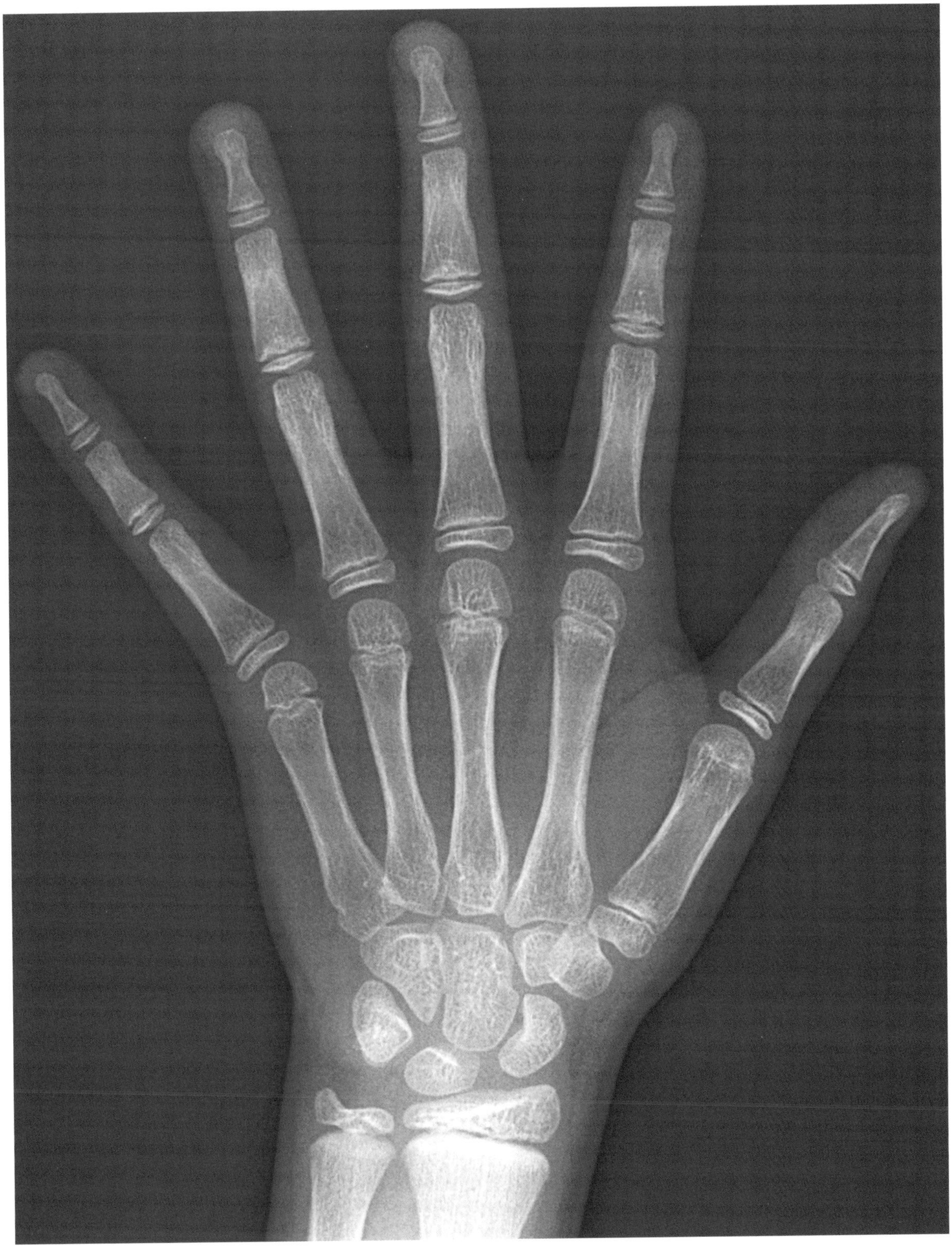

女　　　　骨龄：11 岁

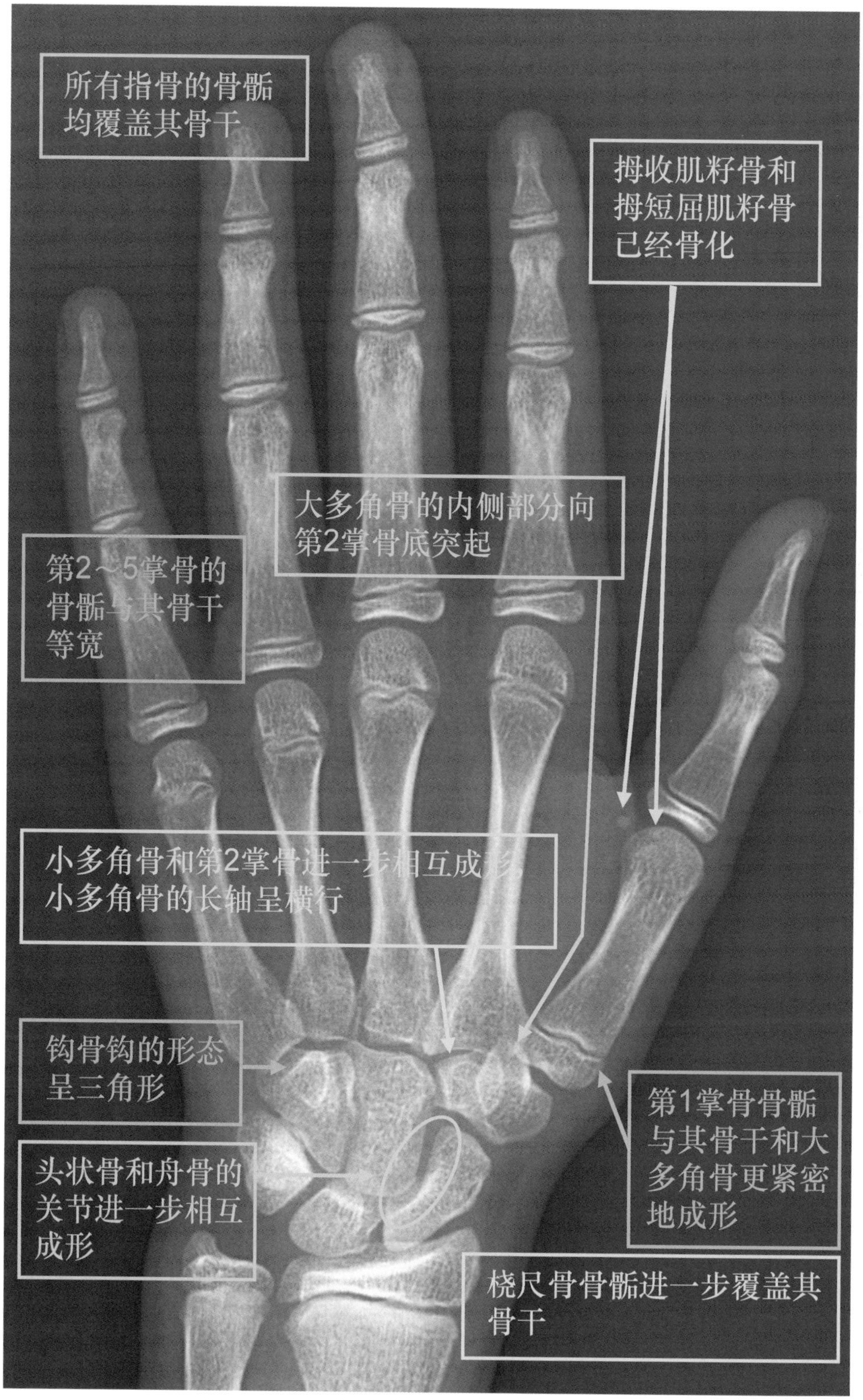
所有指骨的骨骺
均覆盖其骨干
拇收肌籽骨和
拇短屈肌籽骨
已经骨化
大多角骨的内侧部分向
第2掌骨底突起
第2～5掌骨的
骨骺与其骨干
等宽
小多角骨和第2掌骨进一步相互成形
小多角骨的长轴呈横行
钩骨钩的形态
呈三角形
头状骨和舟骨的
关节进一步相互
成形
第1掌骨骨骺
与其骨干和大
多角骨更紧密
地成形
桡尺骨骨骺进一步覆盖其
骨干

女 骨龄：11 岁

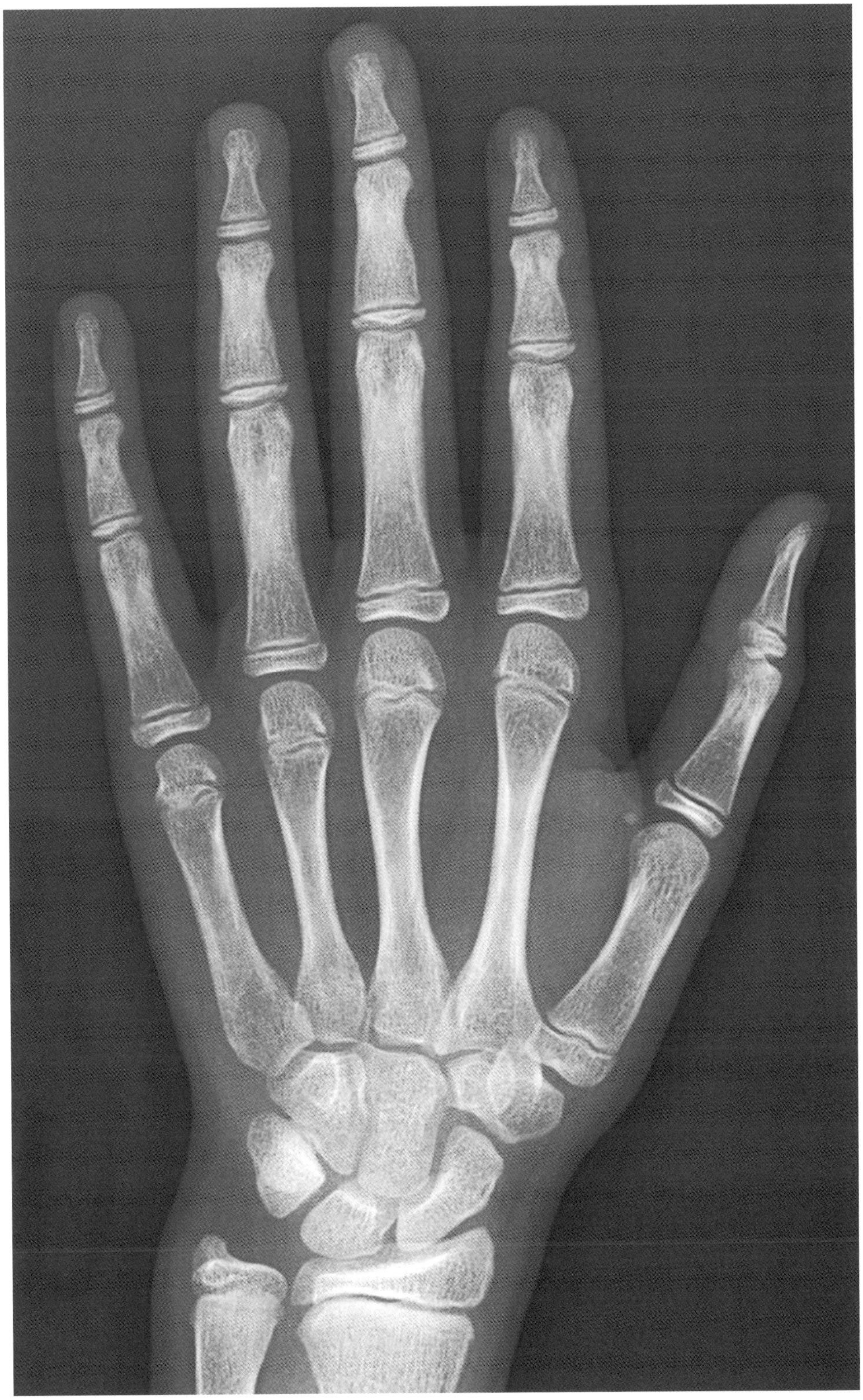

女 **骨龄：12 岁**

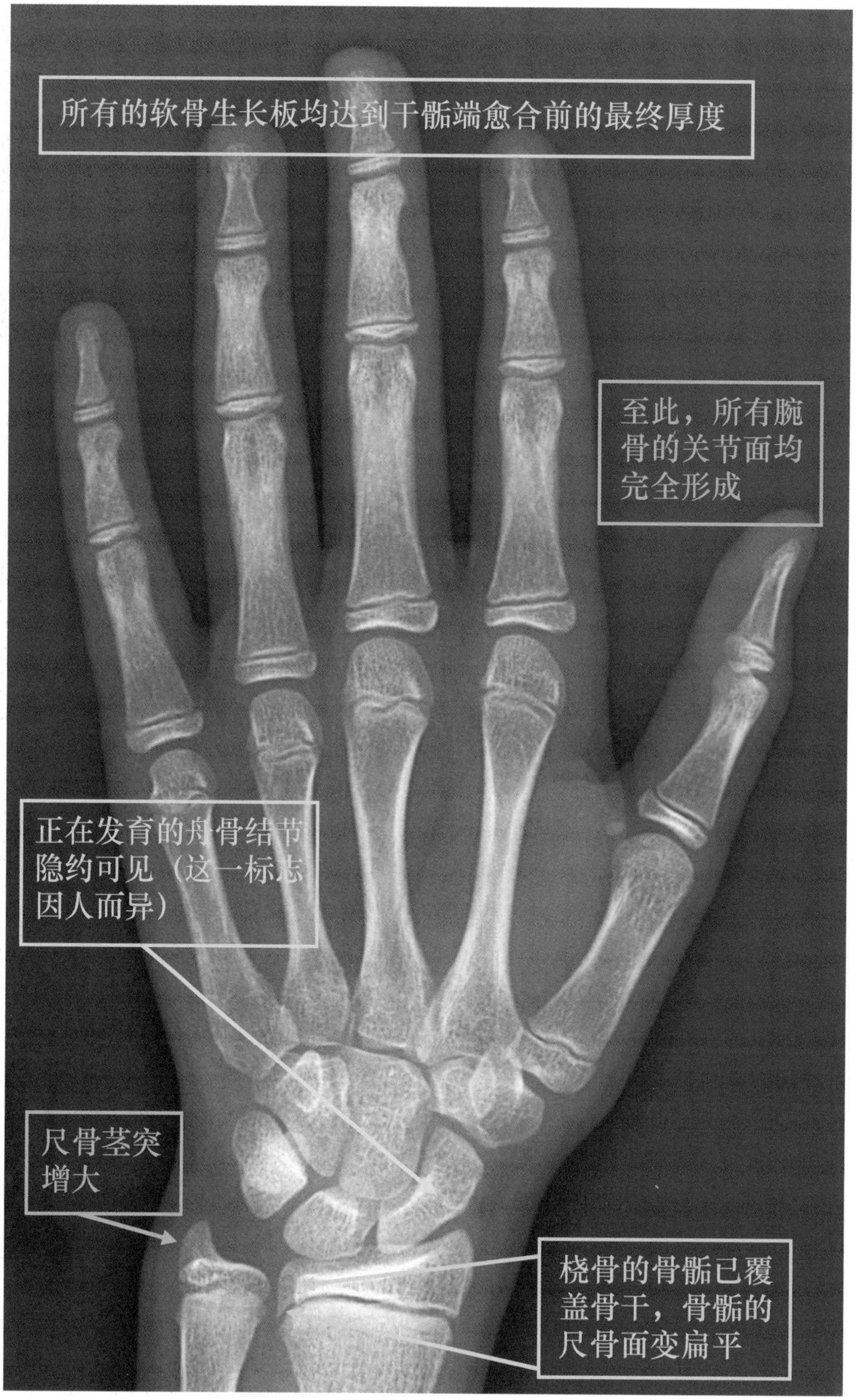
所有的软骨生长板均达到干骺端愈合前的最终厚度
至此，所有腕骨的关节面均完全形成
正在发育的舟骨结节隐约可见（这一标志因人而异）
尺骨茎突增大
桡骨的骨骺已覆盖骨干，骨骺的尺骨面变扁平

女

骨龄：12 岁

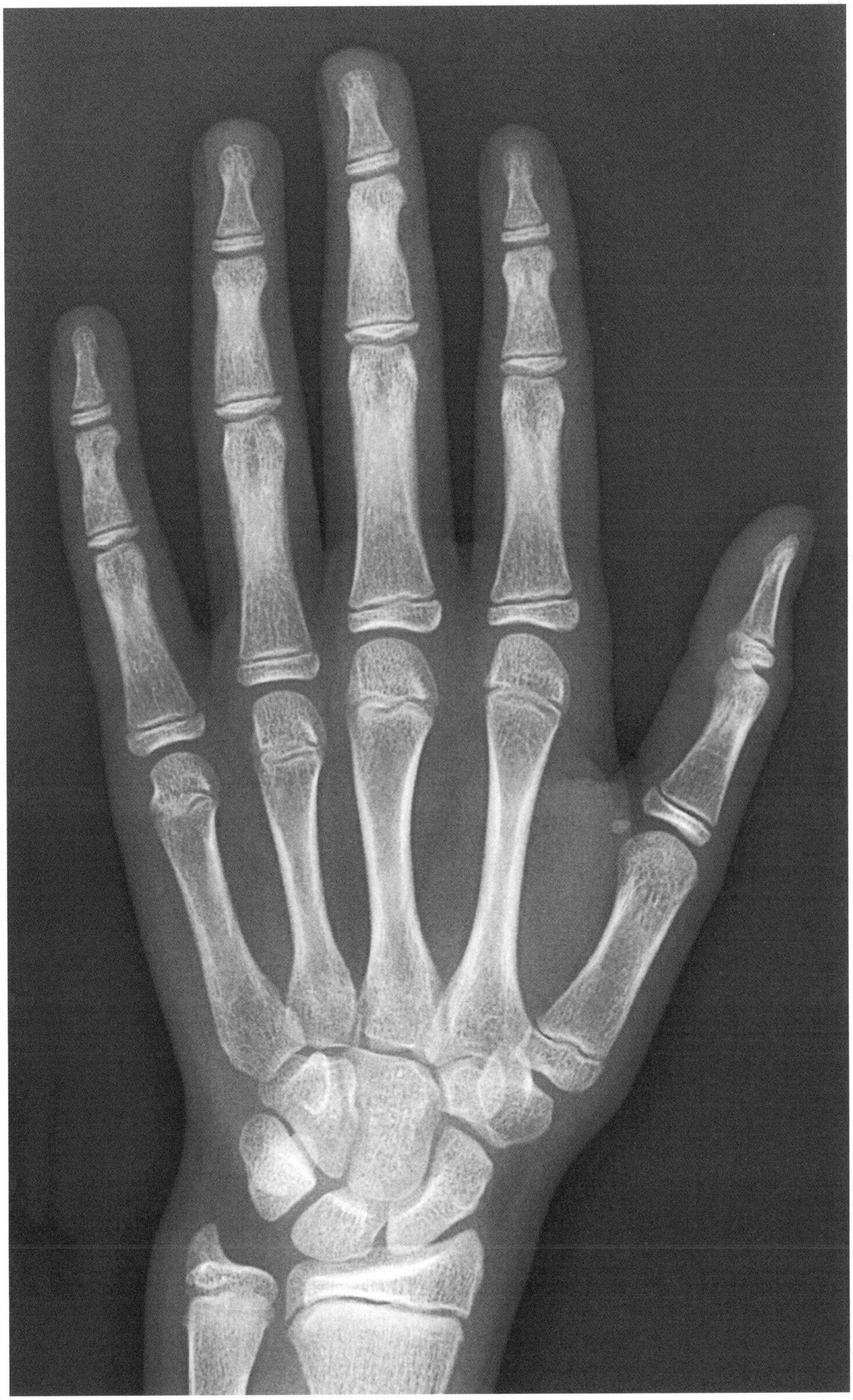

女 **骨龄：13 岁**

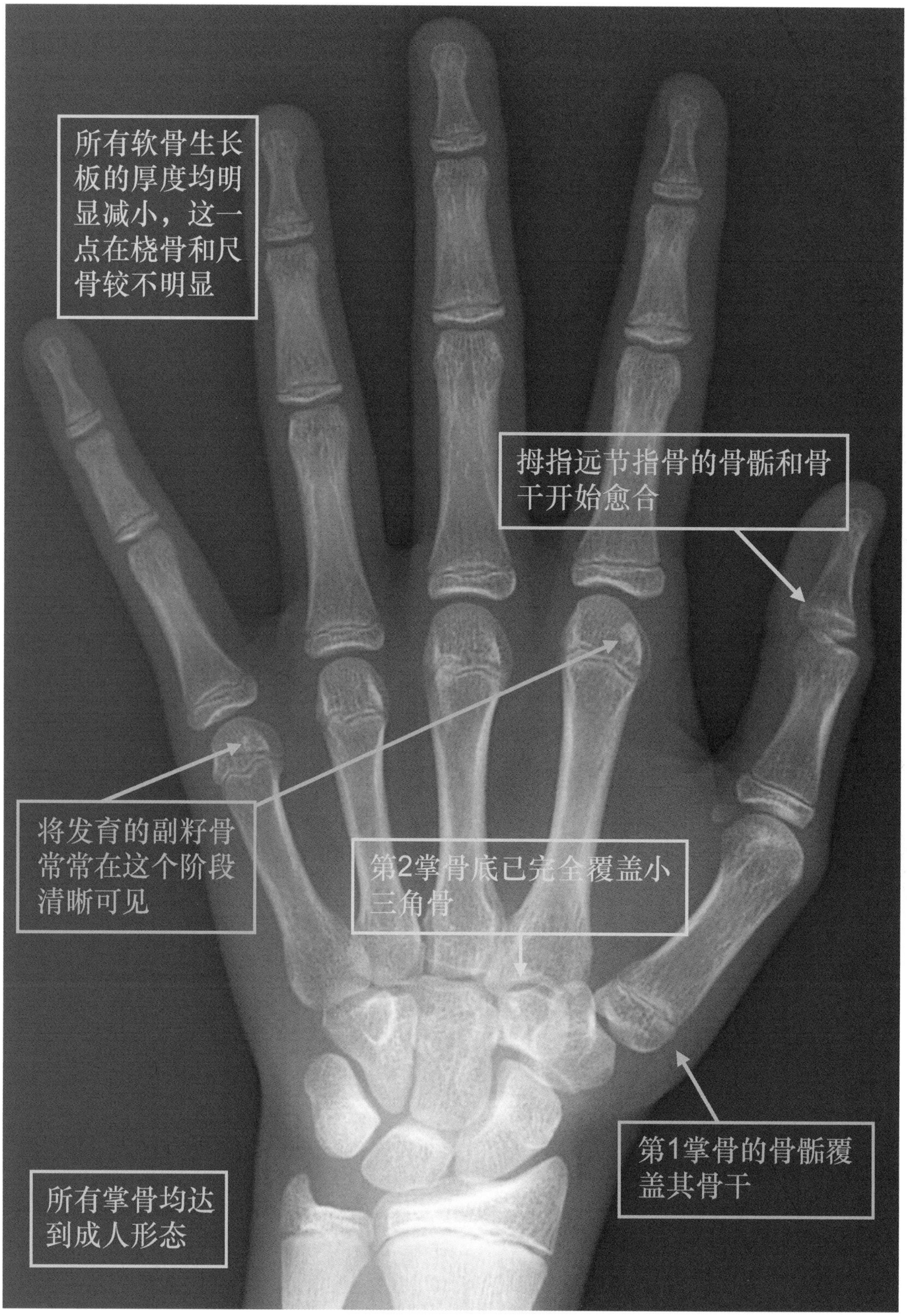
所有软骨生长板的厚度均明显减小，这一点在桡骨和尺骨较不明显
拇指远节指骨的骨骺和骨干开始愈合
将发育的副籽骨常常在这个阶段清晰可见
第2掌骨底已完全覆盖小三角骨
第1掌骨的骨骺覆盖其骨干
所有掌骨均达到成人形态

女

骨龄：13 岁

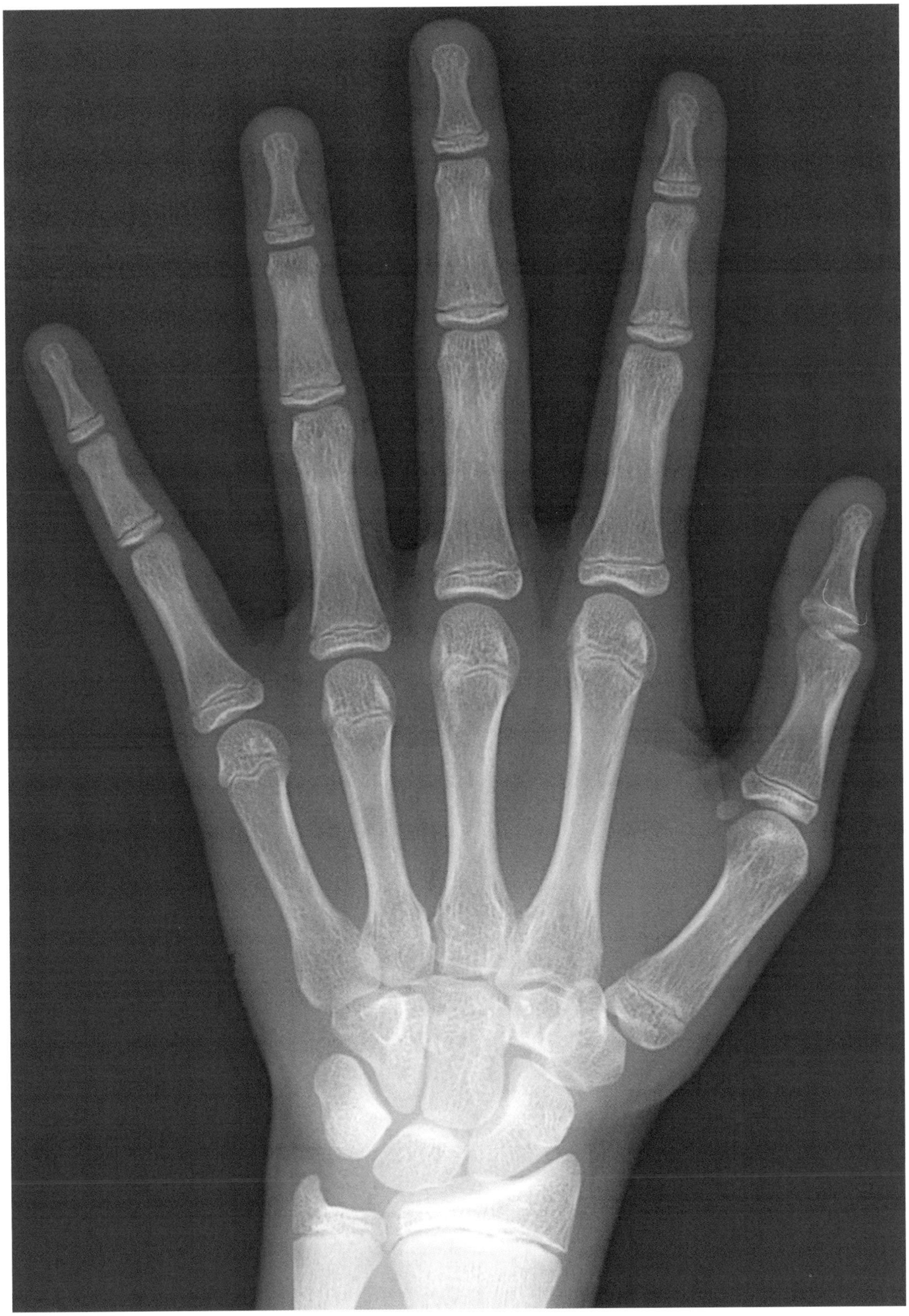

女

骨龄：13 岁 6 个月

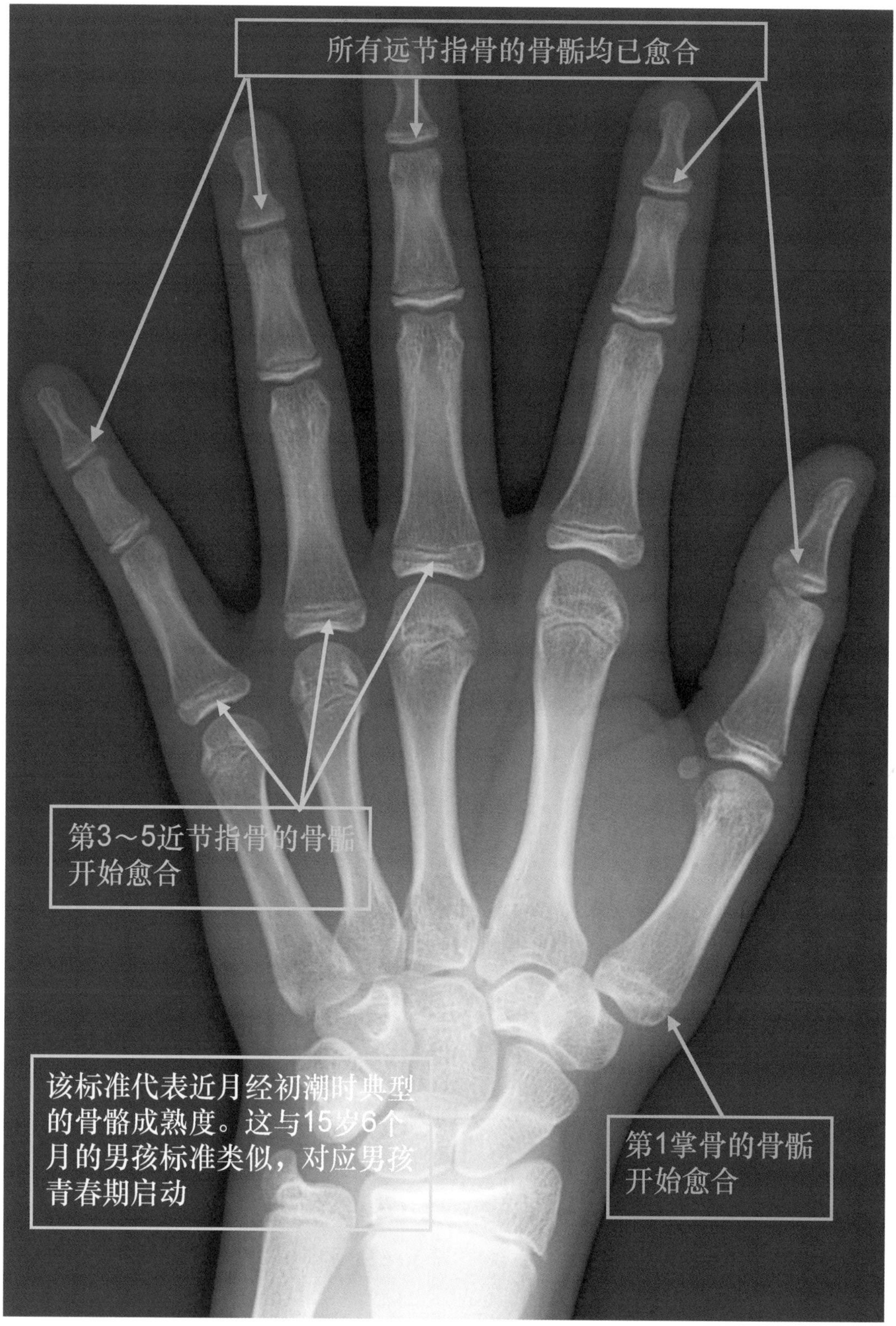
所有远节指骨的骨骺均已愈合
第3～5近节指骨的骨骺开始愈合
该标准代表近月经初潮时典型的骨骼成熟度。这与15岁6个月的男孩标准类似，对应男孩青春期启动
第1掌骨的骨骺开始愈合

女 骨龄：13 岁 6 个月

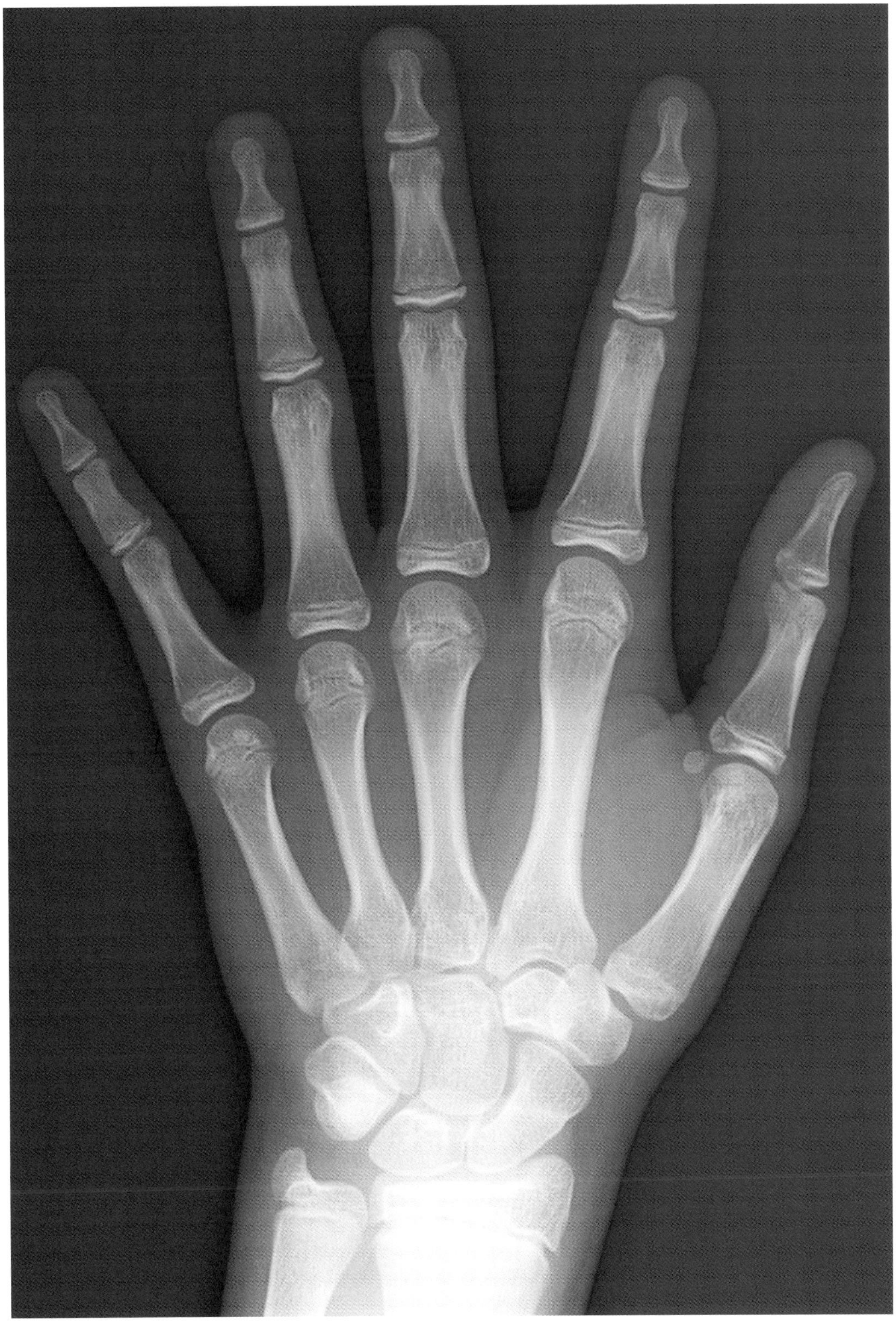

女

骨龄：14 岁

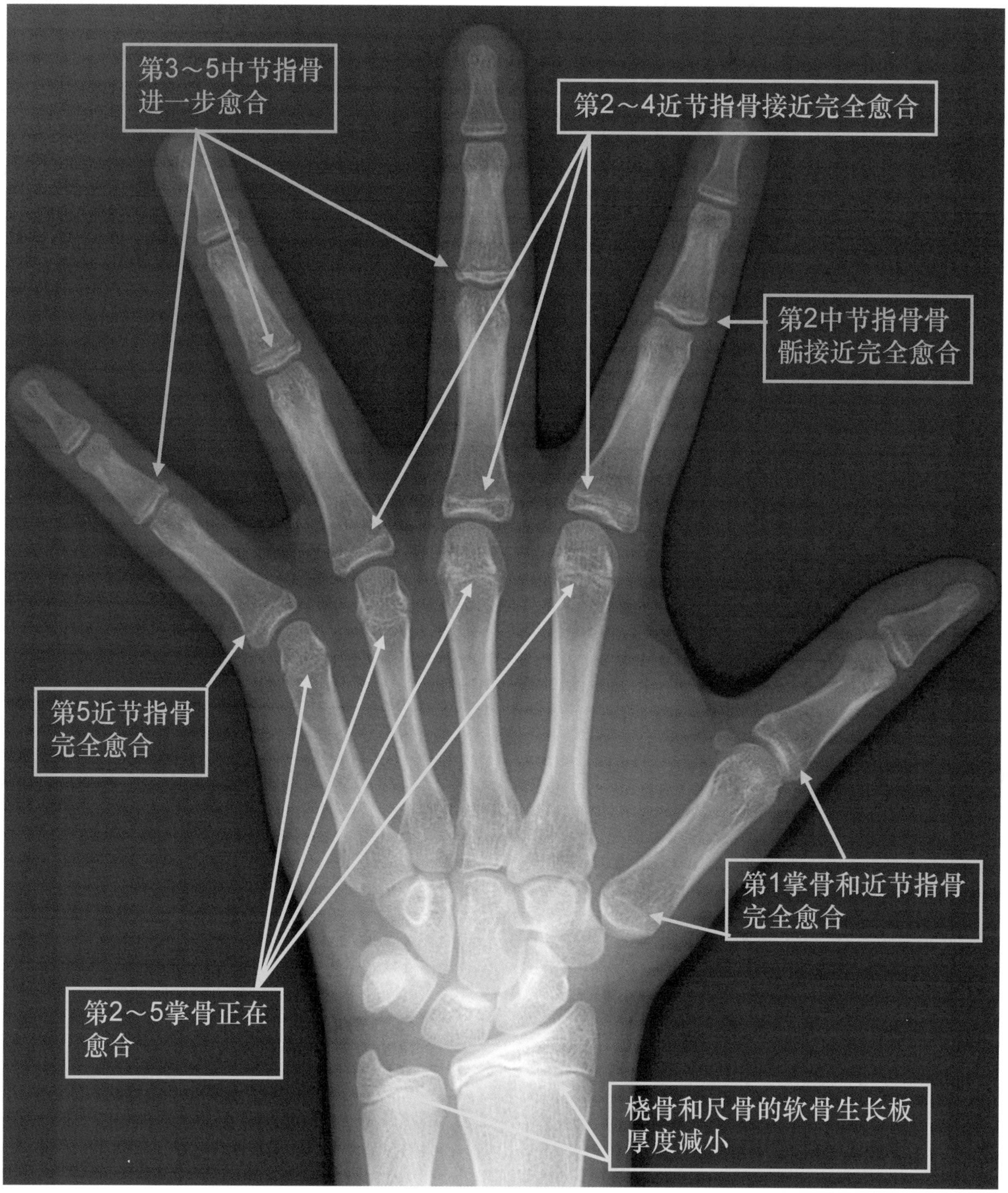
第3～5中节指骨
进一步愈合
第2～4近节指骨接近完全愈合
第2中节指骨骨
骺接近完全愈合
第5近节指骨
完全愈合
第1掌骨和近节指骨
完全愈合
第2～5掌骨正在
愈合
桡骨和尺骨的软骨生长板
厚度减小

女

骨龄：14 岁

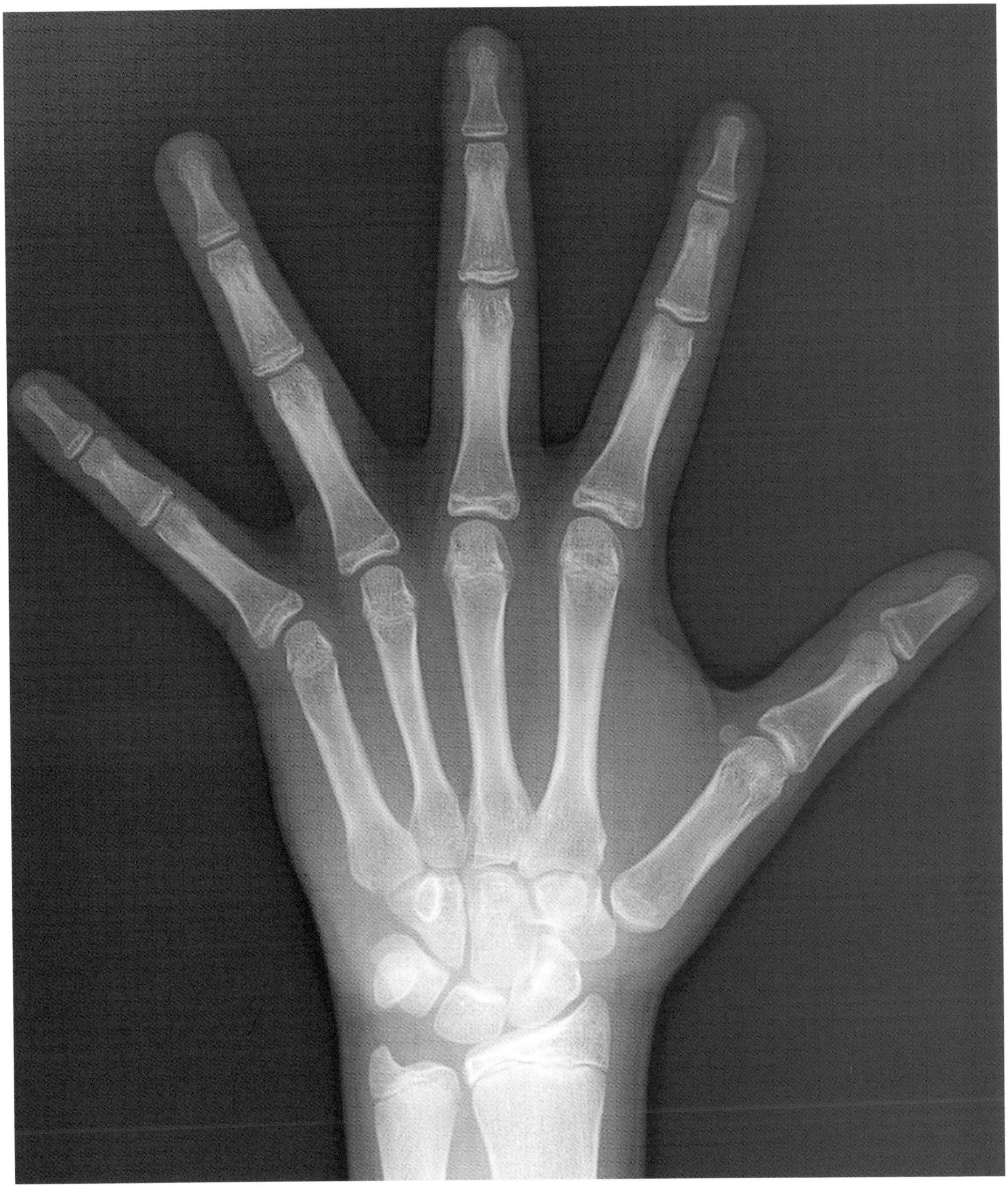

女　　　　骨龄：15 岁

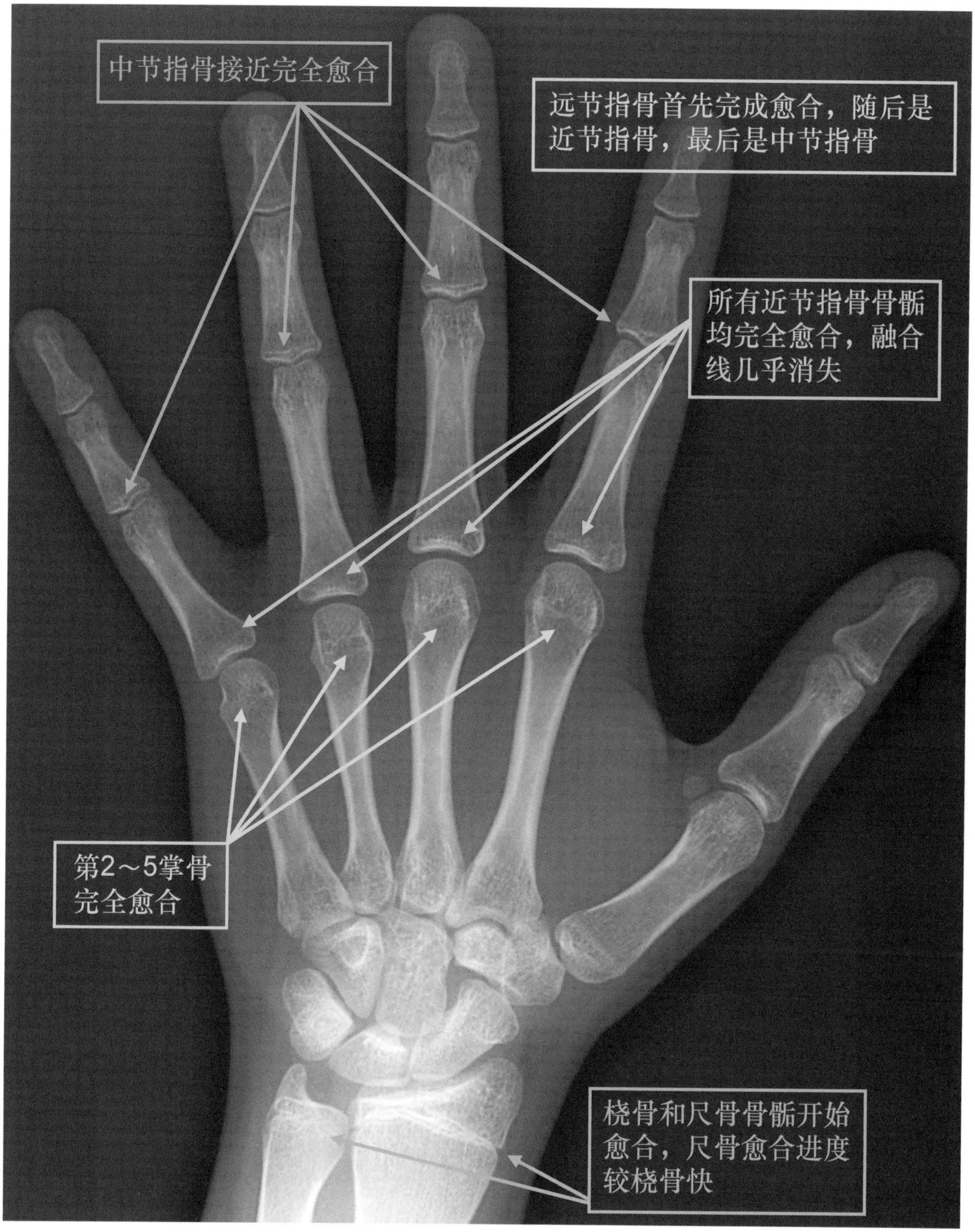
中节指骨接近完全愈合
远节指骨首先完成愈合，随后是近节指骨，最后是中节指骨
所有近节指骨骨骺均完全愈合，融合线几乎消失
第2～5掌骨完全愈合
桡骨和尺骨骨骺开始愈合，尺骨愈合进度较桡骨快

女 **骨龄：15 岁**

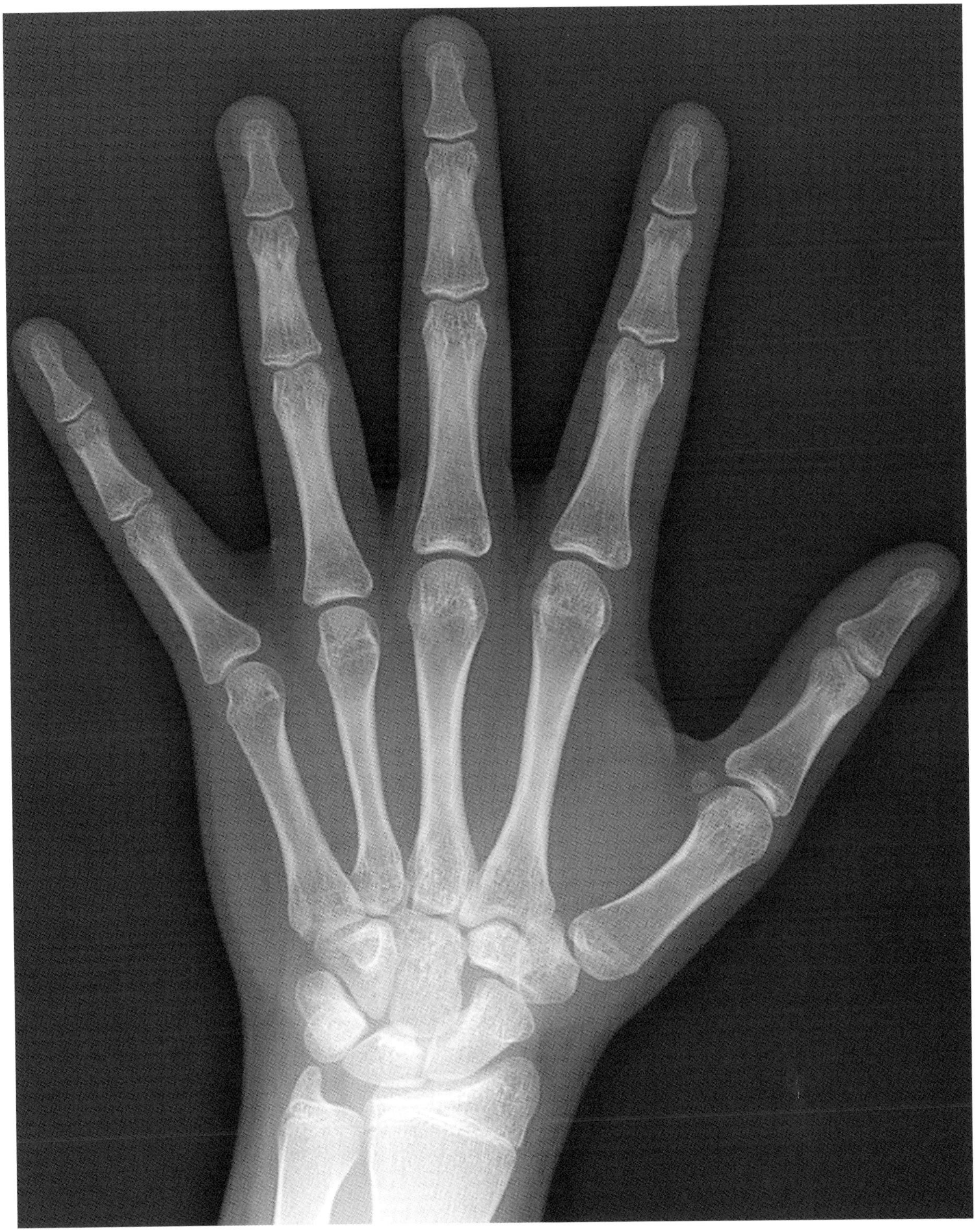

女 **骨龄：16 岁**

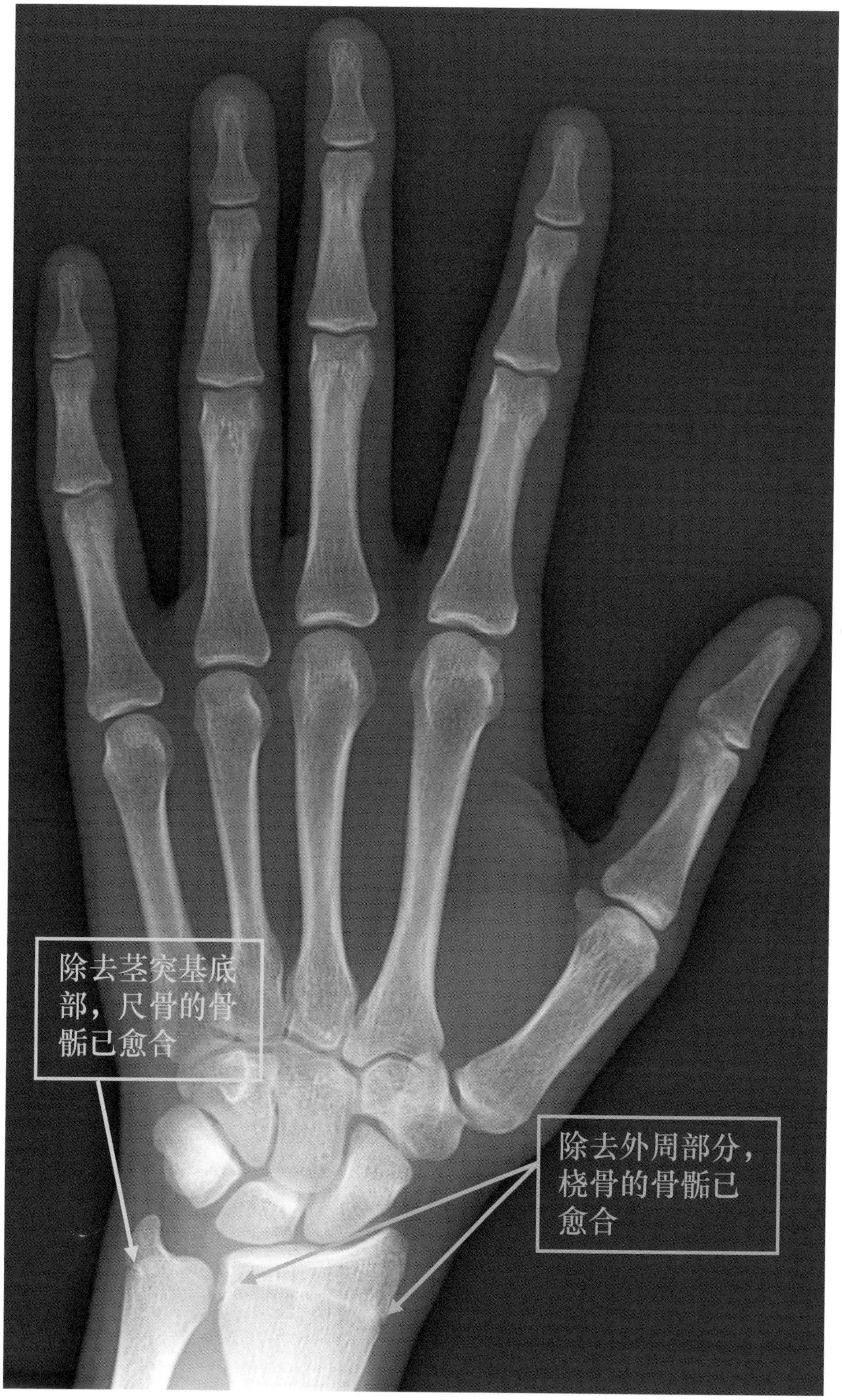

女

骨龄：16 岁

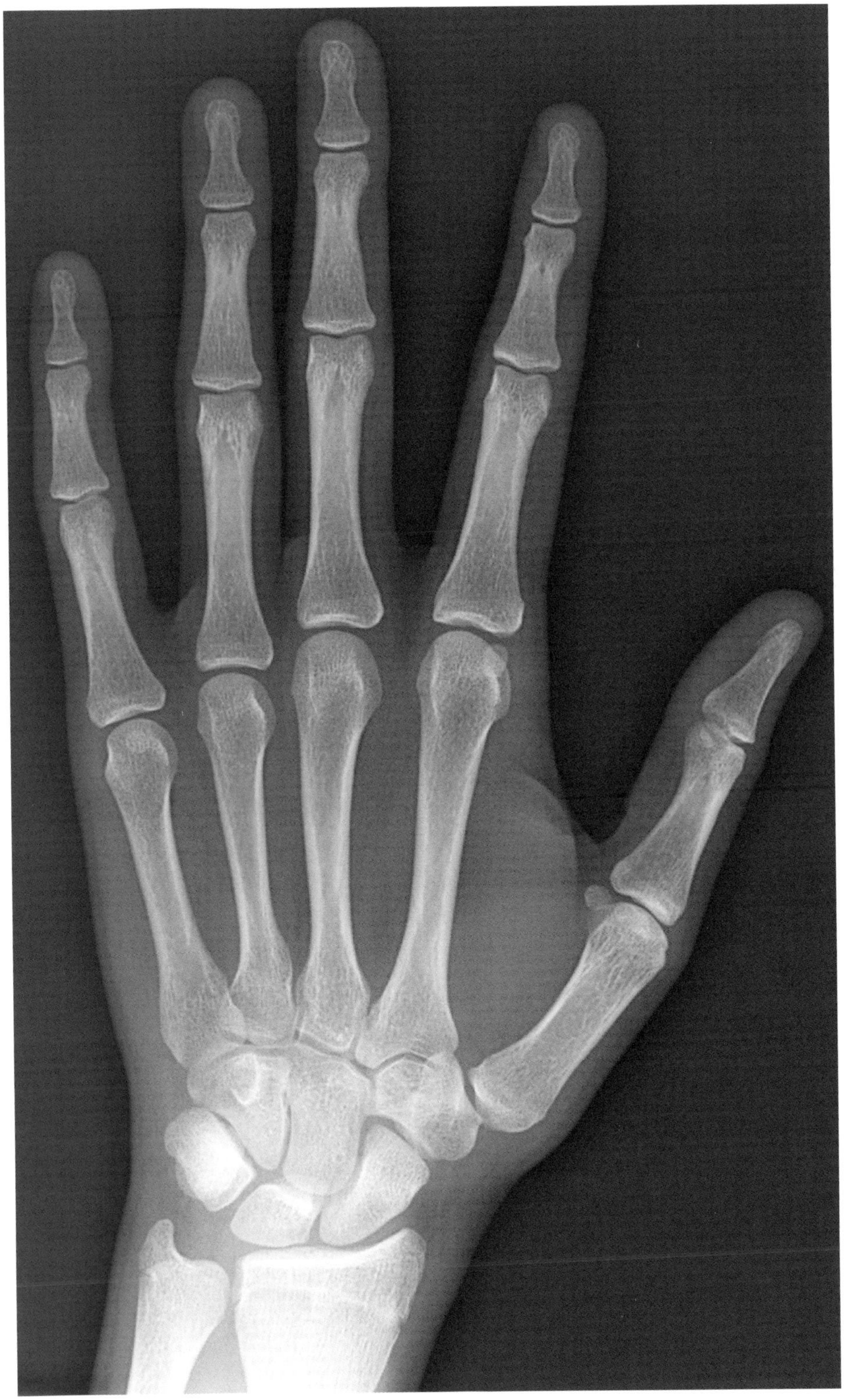

女

骨龄：17 岁

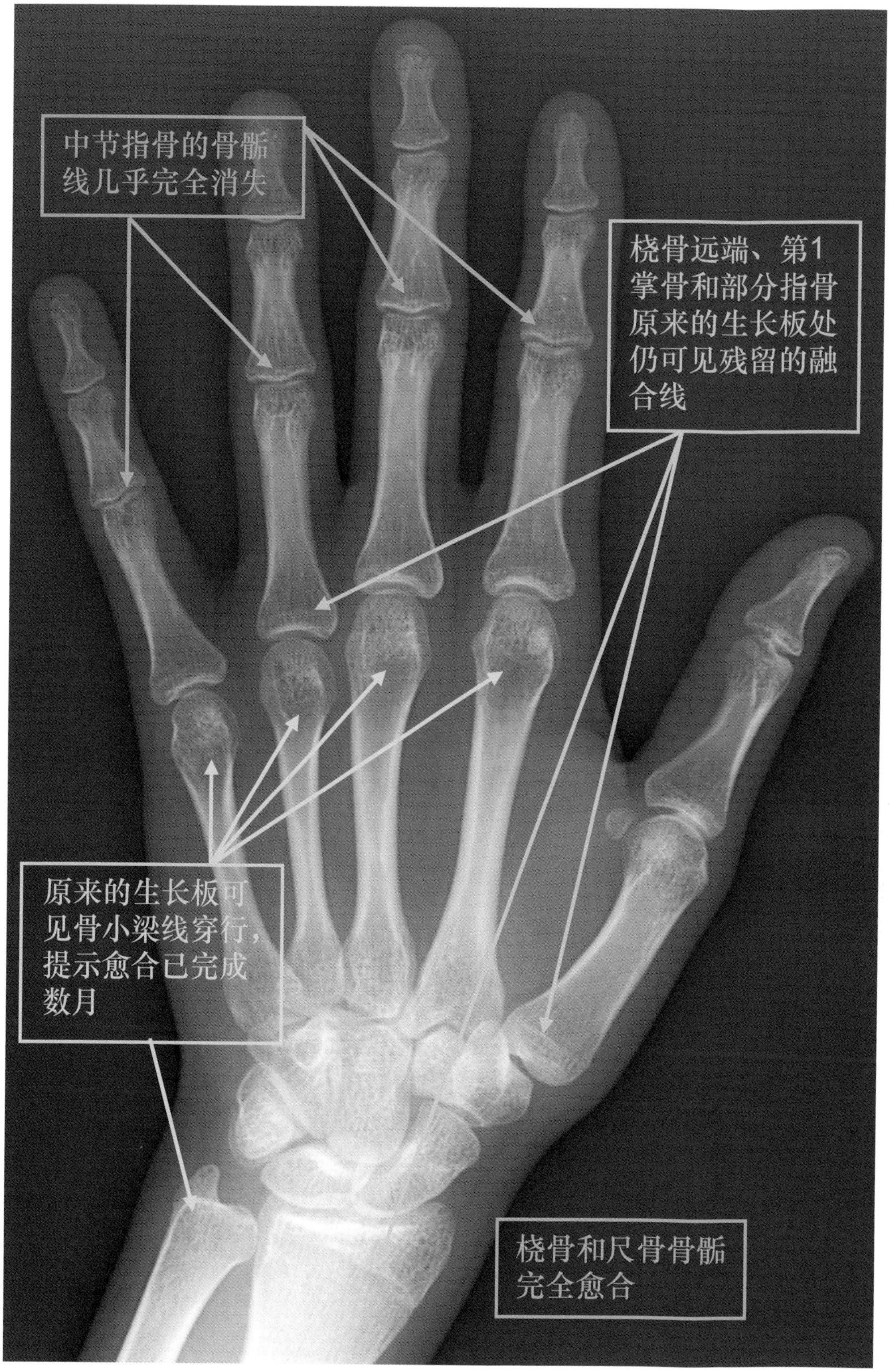
中节指骨的骨骺线几乎完全消失
桡骨远端、第1掌骨和部分指骨原来的生长板处仍可见残留的融合线
原来的生长板可见骨小梁线穿行，提示愈合已完成数月
桡骨和尺骨骨骺完全愈合

女 **骨龄：17 岁**

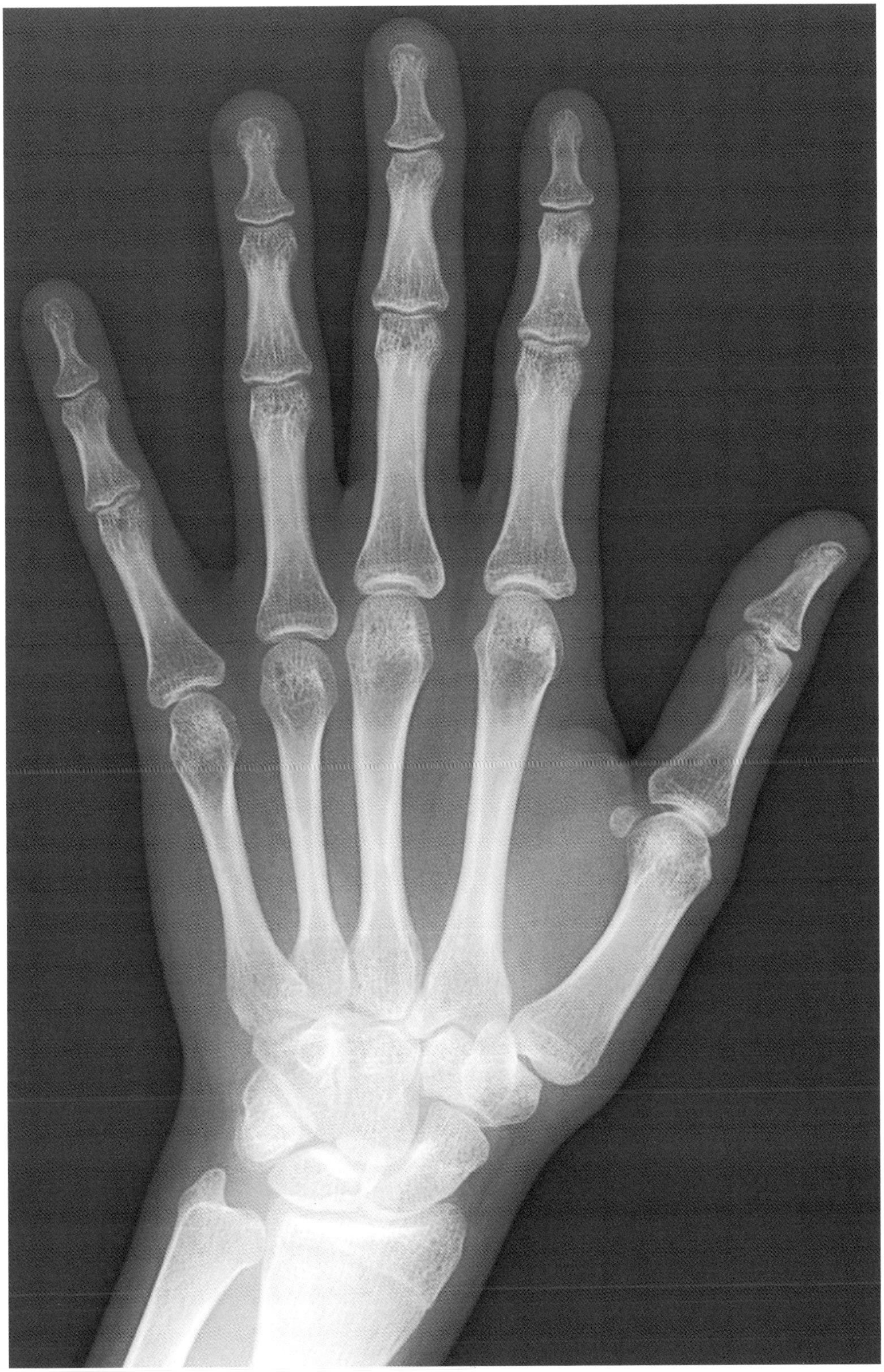

女 骨龄：18 岁

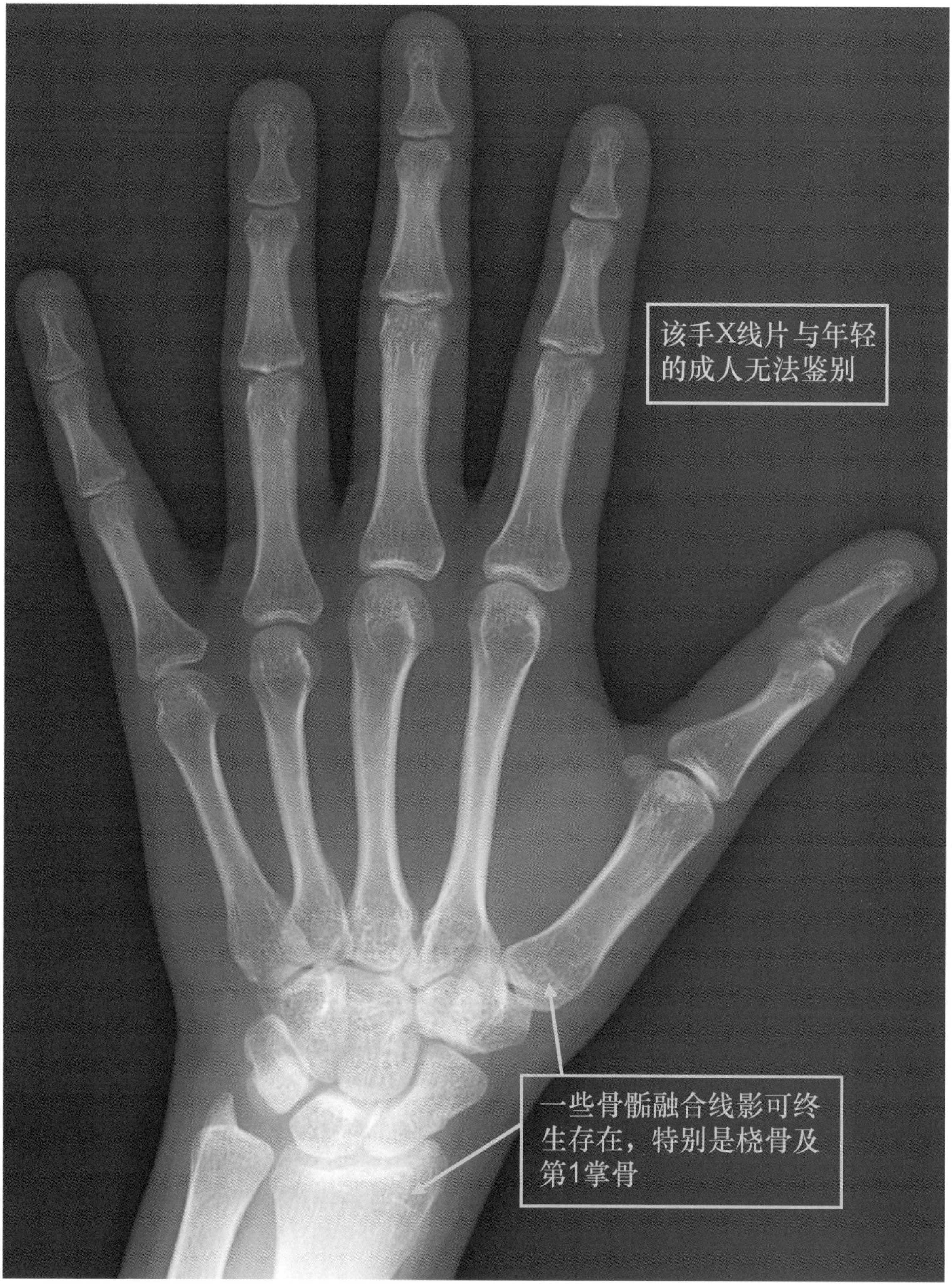

女

骨龄：18 岁

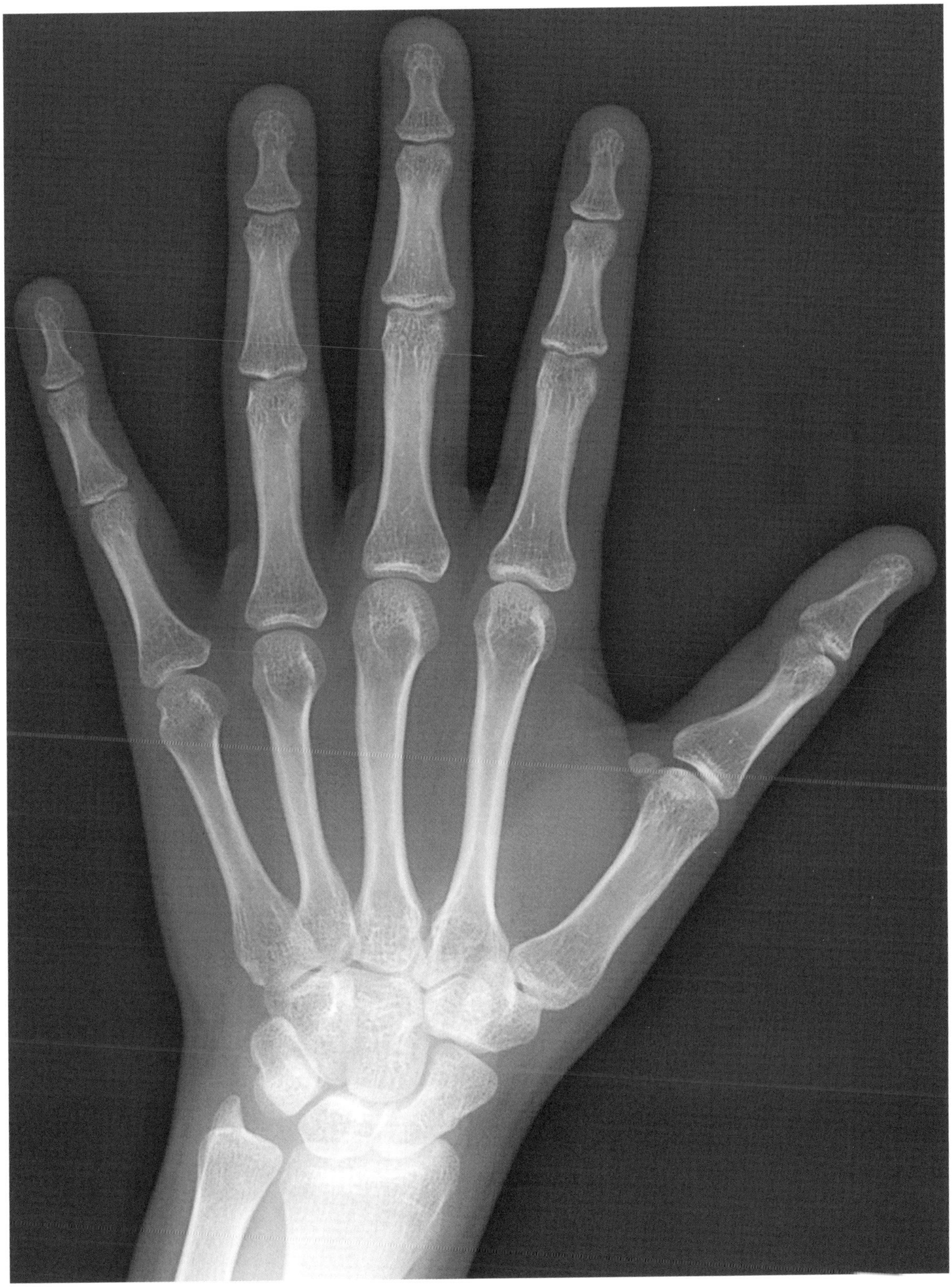